DURCH UND DURCH IN MORPHYS SPIELE

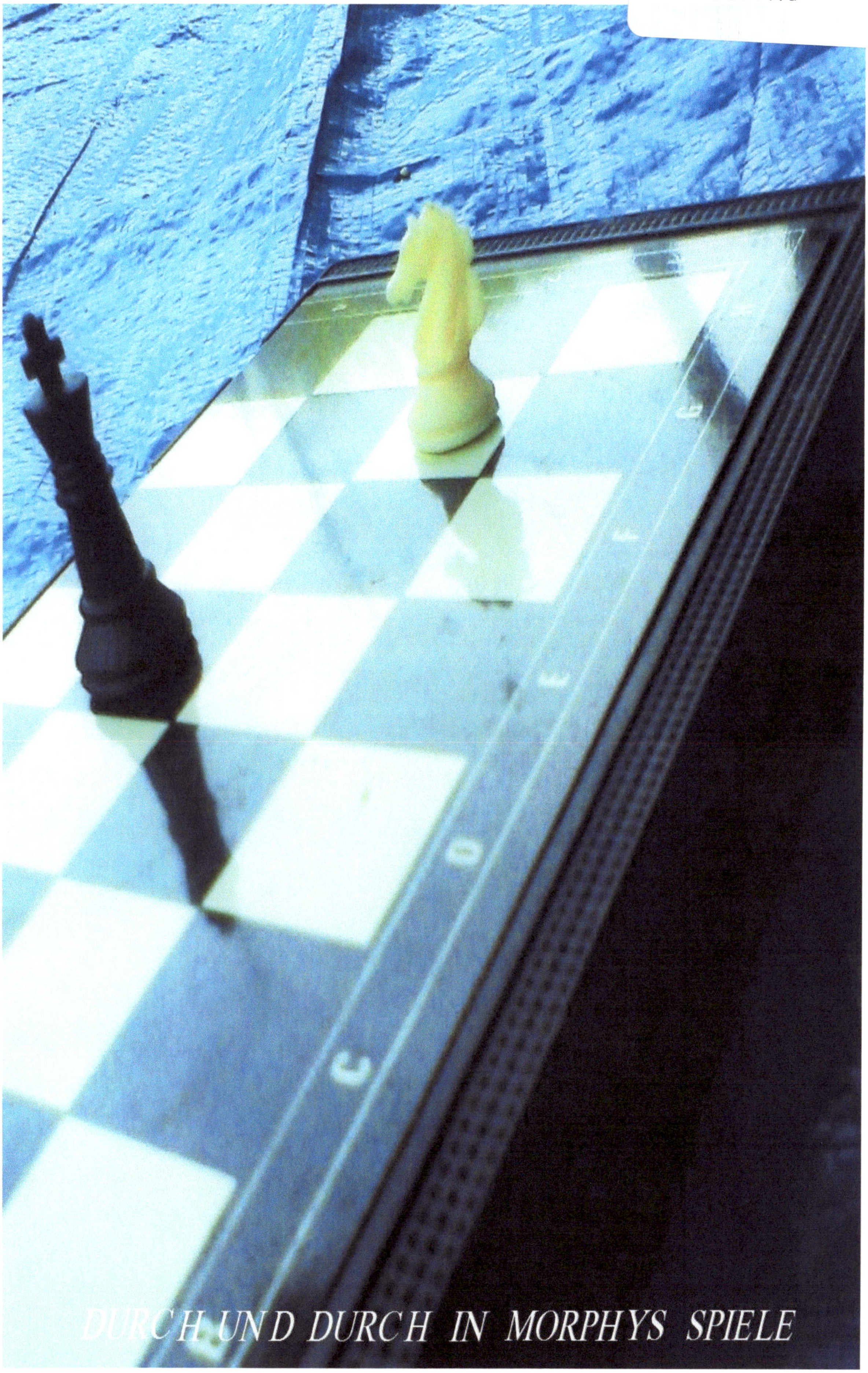

Erste Auflage 2014

Umschlaggestaltung : Keykhosrow Mansouri 2014
Keykhosrow Mansouri, Rechte-Inhaber

Lektorat : Keykhosrow Mansouri

Verlag : Tredition GmbH, Hamburg

Veröffentlicht in Hamburg

ISBN : 978-3-8495-8003-2

Das Werk, einschließlich seiner Teile, ist urheberrechtlich geschützt. Jede Verwertung ist ohne Zustimmung des Verlages und des Autors unzulässig. Dies gilt insbesondere für die elektronische oder sonstige Vervielfältigung, Übersetzung, Verbreitung und öffentliche Zugänglichmachung.

Bibliografische Information der Deutschen Nationalbibliothek:

Die Deutsche Nationalbibliothek verzeichnet diese Publikation in der Deutschen Nationalbibliografie; detaillierte bibliografische Daten sind im Internet über htpp://dnb d-nb.de abrufbar.

Inhalt

Vorwort	05
Einführung	06
Die Spiele von Morphy, P. C.	42
Die Rätselspiele	58
Die Lösungen	63

DURCH UND DURCH
IN MORPHYS SPIELE

Vorwort

Die perfekte Arbeit mit einer guten Idee, durch ein schnelles Denken, aber in wenigen Zügen auf dem Schachbrett, ist ohne entsprechendes Bemühen nicht einfach. Einen kreativen und starken Kopf muss man haben und auch schnell rechnen können, und das alles in einer kurzen Zeit. Wenn man das kann, ist es gut, aber dennoch fehlt etwas, und das ist ein Plan. Das heißt, nur aus den durchgerechneten Zügen wird noch kein richtiger Plan. Einen Plan sollte man im Spiel schon von Anfang an haben, aber nicht in der Weise, dass man sich etwas ausdenkt, denn das führt meist zu keinem Sieg, sondern der Plan muss von Anfang an mit den einzelnen Zügen aufgebaut werden. Da sind schon die Anfangszüge sehr wichtig; sie entscheiden darüber, ob ein guter Plan entstehen kann. Wie die verschiedenen bekannten Spielsysteme die verschiedenen Pläne erzeugen und welche in der beginnenden Party besser sind, das weiß man nicht. Um es kurz zu machen: Ein guter Spieler muss einen Stil haben, der ihn im Spiel nach vorne und auch zum guten Resultat bringen kann. Derjenige gewinnt, der den besseren Stil hat. Einen starken Kopf soll man haben, ja, das ist sehr wichtig.

Den Kopf soll man stark machen, und das um jeden Preis. Es heißt, der den stärkere Kopf hat, wird im Spiel gewinnen. Ja, das Spiel soll man zugleich lieben, und das Schachspielen soll für einen Ein und Alles sein. Die Besten und die Berühmtesten in der Schachgeschichte waren alle so, besonders die Genies. Ja, der Spieler muss sich viel mit der Sache beschäftigen, ein Schüler und ein Sucher soll er sein, und immer wieder sich alles einprägen. Ja, nur so geht es, um für sich einen Stil auszubilden; dann hat all die Mühe sich gelohnt. Das ist die Aufgabe eines Spielers und auch gleich der Weg, auf dem er voranschreitet. Und hoffentlich finden ihn alle, die sich für das Schachspielen sehr interessieren.

Keykhosrow Mansouri

Hamburg 6. April 2014

Einführung

Paul Morphy, geboren im Jahre 1837 in New Orleans/USA, starb dort im Alter von 47 Jahren 1884. Im Jahre 1855, mit achtzehn Jahren, bestand er das Staatsexamen in Jura mit Auszeichnung, und zwei Jahre danach im Jahre 1857 gewann er den ersten Preis auf dem amerikanischen Schachkongress in New York. Ein Jahr danach reiste er nach Europa und besiegte die Gegner Harrwitz und Löwenthal, und schließlich gewann er im Wettkampf gegen Anderssen. Kurz danach, in der Zeit seines größten Triumphes, kehrte er wieder nach New Orleans zurück und zog sich von der Schachwelt für immer zurück. Als er starb,

erlosch ein Licht, ging ein Wunderkind und ein Genie dahin, von dem die Schachgeschichte seitdem erzählt. Morphys interessanter Blick auf das Schachbrett und sein einzigartiger Stil sind, zusammen mit all seinen schönen Partien von ihm geblieben, die jeder Schachspieler gut studieren sollte, bevor er an einem Schachturnier teilnehmen möchte. Von ihnen kann man viel lernen, und sie sind sogar ein Weg und zeigen einen Stil, den jeder als seinen eigenen wählen würde. Er gewährt einen Blick, er öffnet ein Fenster zum Schachspiel und lässt einen Stil erkennen, der einen auf dem Brett sehr mutig macht und jedesmal zum klaren Sieg führt. Ja, die Züge Morphys auf dem Brett muss man lernen, sie muss man sich merken, und seine Partien sollte man am besten auswendig lernen. Sie muss man kennen, und mindestens einige von ihnen sich gut merken. Ja, von Morphys Partien lernen, das ist es, was auch jeder, der das Schachspielen gut lernen möchte, tun sollte.

Morphys Spiel gehört zu dem klassischen Spiel, das in den Schachturnieren in Europa schon seit dem Jahre 1620 registriert wurde. Jeder bekannte Spieler praktizierte es, kannte und beherrschte es. Von den klassischen Spielern, wie Philidor, F. A. D., der ab dem Jahre 1780 spielte, und Atwood G., der ab dem Jahre 1794 spielte, bis zu Wilhelm Steinitz, der ein Zeitgenosse von Morphy war, folgten alle mehr oder weniger diese Methode in ihrem Spiel.

Der Morphy-Stil war eine klassische Methode, die er sich angeeignet und geformt hat. Diese Methode kann man in den allen Schachpartien von Philidor F. A. D. bis zu Wilhelm Steinitz finden. Eine Strategie, die sich auf eine bestimmte Verteidigung stützt, die hier die Regel ist. Ein durchdringender und durchdachter Plan auf das Haus f7, in einem offenen Spiel. Ein Spieler kann nie den Plan vom Anfang des Spiels an

von sich aus auf dem Brett kreieren, der Plan muss schon in der Verteidigung sein. Morphy konnte also nicht jedesmal von sich aus einen Plan ausdenken, sondern er folgte Regeln in seinem sehr vielseitigen Spiel, die das möglich machten. Eine Serie von der Zügen, die den König des Gegners verfolgen. Die manchmal ihre Richtung ändern, die direkt attackieren oder indirekt ihr Ziel verfolgen. Eine Strategie, in der die Züge in einem offenen Spiel - ganz

direkt oder manchmal indirekt - auf das Haus f7 gezielt sind. Diese Methode wurde in den Schachturnieren in der Zeit von 1620 bis zu der Zeit von Steinitz sehr häufig verfolgt.

Die direkte Form von dieser Methode ist das Königsgambit:

1. e4 e5

2. f4 exf4

da, wo im dritten Zug mit 3. Sf3, oder mit 3. Lc4 die Verteidigung auf verschiedene Weisen geformt wird, worüber ich in meinem ersten Buch (Der Schlüssel in der Strategie) ausführlich erzählt habe.

Beim Morphys Spiel passiert zum ersten Mal, dass der Springer nach 3. Sf3

geht, auf das Haus g5, und von da den Bauern f7 schlägt, und die weiße Figur gewinnt leicht:

1849. Morphy, P. C. gegen Roussau, E. -New Orleans

1. e4 e5	9. Sc3 c6	17. Dc7#
2. f4 exf4	10. e5 Dxe5+	
3. Sf3 g5	11. Kd1 Kd8	
4. h4 g4	12. Te1 Dc5	
5. Sg5 h6	13. Lxg8 d5	
6. Sxf7 Kxf7	14. Te8+ Kxe8	
7. Dxg4 Df6	15. Dxc8+ Ke7	
8. Lc4+ Ke7	16. Sxd5+ Kd6	

Eine indirekte Form von dieser Methode ist das Zweispringerspiel, bei dem Morphy genauso handelt, und die weiße Figur gewinnt wieder:

1858. Morphy. P. C. gegen ? - New Orleans

1. e4 e5	11. Te1+ Se5
2. Sf3 Sc6	12. Lf4 Lf6
3. Lc4 Sf6	13. Lxe5 Lxe5
4. d4 exd4	14. Te5+ Kxe5
5. Sg5 d5	15. Te1+ Kd4

6. exd5	Sxd5	16. Lxd5	Te8
7. 0-0	Le7	17. Dd3+	Kc5
8. Sxf7	Kxf7	18. b4+	Kxb4
9. Df3+	Ke6	19. Dd4+	
10. Sc3!	Dxc3	1 – 0	

Abgesehen von dem kreativen Spiel Morphys, von der Möglichkeit, dass die weiße Figur ab dem achten Zug in diesem Spiel gewinnt, ist die Gewinnmöglichkeit genauso groß wie bei der direkten Form. Und

das heißt, dass die indirekte Form auch die gleiche Möglichkeit gibt wie die direkte.

In einer Partie gegen Maurian, C. A., wo Morphy das Spiel verliert, sieht man, dass die direkte Form dieser Methode der schwarzen Figur die gleiche Chance und die gleichen Möglichkeiten gibt:

1855. Morphy, P. C. gegen Maurian, C. A.

1. e4	e5	8. Lb3	La6
2. f4	exf4	9. De2	Sxd4!
3. Lc4	Dh4+	10. Sxd4	b4
4. Kf1	b5	11. Dxa6	Dd1+
5. Ld5	Sc6	12. Kf2	Sg4#
6. Sf3	Dh5		0 - 1
7. d4	Sf6		

In einem anderen Beispiel aus der indirekten Form dieser Methode, da, wo Morphy, um sein Spiel leichter zu machen, seinen linken Springer vom Anfang an aus dem Spiel nimmt, sieht man sehr gut, dass die indirekte Form dieser Methode die gleiche Chance und die gleiche Möglichkeit auch der schwarzen Figur gibt.

1866 . Morphy, P. C. gegen Maurian, C. A.- New Orleans

Das Evansgambit

1. e4 e5	13. Sf3 c5	25. Tf4 c2
2. Sf3 Sc6	14. Kh1 cxd4	26. Txf2 cxd1-D+
3. Lc4 Lc5	15. f5 d5!	27. Dxd1 La4!
4. b4 Lxb4	16. Sh4 Sc4	28. Dxd2 Dxd2
5. c3 Lc5	17. Lxc4 dxc4	29. Lxd2 Td8
6. 0-0 d6	18. Tf3 Dd6	30. Sf3 Sc6
7. d4 exd4	19. Tg3 Ld7	31. h4 Tf-d7
8. cxd4 Lb6	20. Lc1 d3	32. Lf4 Sd4
9. Lb2 Sa5	21. Lh6 Tf7	33. Sxd4 Txd4
10. Ld3 Sd7	22. Dh5 Lf2	34. Te2 Lc6
11. Sg5 0-0	23. Tg4 d2	0 – 1
12. f4 f6	24. Td1 c3	

In all die Spiele von Morphy, bei denen er verloren hat, kann man all das, was diese Methode der schwarzen Figur als Macht und Chance gibt, erkennen. Sie haben doch nicht umsonst gegen ihn gewonnen, sondern das System, was im Spiel war, gab ihnen diese Möglichkeit, gegen ihn in Vorteil zu kommen. Sie sind sehr gute Beispiele um das zu studieren, denn bei all den Spielen, wo Morphy seinen linken Springer aus dem Spiel nimmt, hat er es zu seinem Vorteil gemacht.

In diesem Beispiel nimmt Morphy von Anfang an seinen linken Turn aus dem Spiel. Er rechnete immer ein Spiel bis zum Ende, so nahm er jedesmal absichtlich am Anfang des Spiels seinen linken Springer raus, um am Ende den Weg seines linken Turmes frei zu machen. Diesmal hat er mit dem Sieg, der am Ende des Spiels heraus kommt gerechnet, und so nahm er diesmal seinen linken Turm am Anfang aus dem Spiel.

Da, wo das System auch die gleiche Chance und die gleiche Macht der schwarzen Figur gibt, schaffte es Maurian, vor ihm in Vorteil zu kommen und das Spiel zu gewinnen.

Aber hätte er genauso gedacht, würde er nicht den linken Turm am Anfang heraus nehmen, und könnte dann im Spiel ab dem 34. a6+.. , wo das Spiel endet, nach:

34…..Kc7

35. Ta-c1+ Sc6

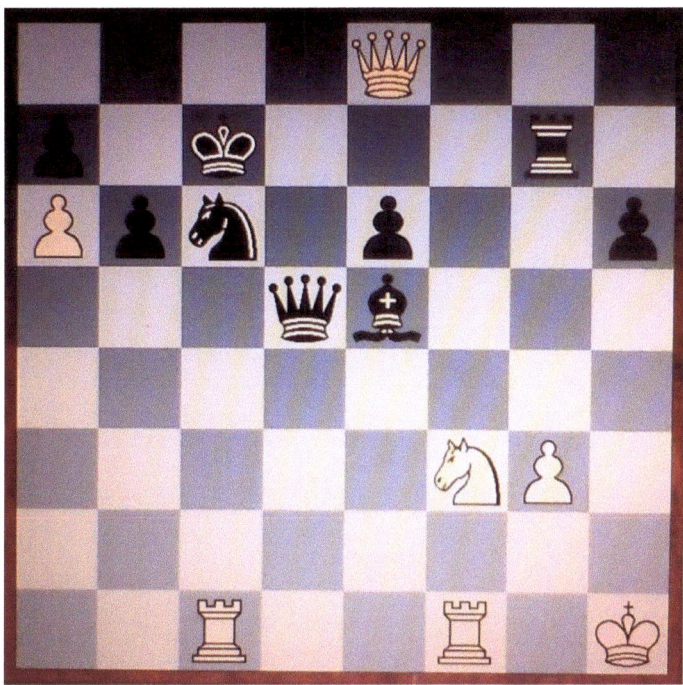

36. Dxc6+ Dxc6

37. Txc6+ Kxc6

38. Sxe5+ Kd5

so in Vorteil kommen. Ein Beispiel aus den Partien, die Morphy gewonnen hat, zeigt, wie er von Anfang bis zum Ende des Spiels alles berechnet und durchdacht hat. Er nimmt seinen linken Springer oder seinen linken Turm vom Anfang an heraus und denkt sich einen schnellen Plan aus, was sein Gegner nicht merkt. Genau diese Strategie findet man auch im Spiel von Macdonnell, A. Man kann sagen: so denkt man im Schach!

1830 . Macdonnell, A. gegen Slous, F. L.- (Sb1)

1 . e4 e5	8 . dxe5 Sxe5	15. fxe5 Dxe5
2 . Sf3 Sc6	9 . Sxe5 dxe5	16. g3 Se3
3 . Lc4 Lc5	10. Lxf7+ Ke7	17. Lg8 Le6
4 . b4 Lxb4	11. La3+ c5	18. Tf7+ Ke8
5 . c3 Lc5	12. Db3 Sf6	19. Db5+ Ld7
6 . 0-0 d6	13. Ta-d1 Dc7	20. Dxd7#
7 . d4 Lb6	14. f4 Sg4	

1860. Morphy, P. C. gegen Thompson, J. -New York

Das Evansgambit

1. e4 e5
2. Sf3 Sc6
3. Lc4 Lc5
4. b4 Lxb4
5. c3 La5
6. 0-0 Sf6
7. d4 exd4
8. La3 Lxc3
9. Db3 d5
10. exd5 Se7

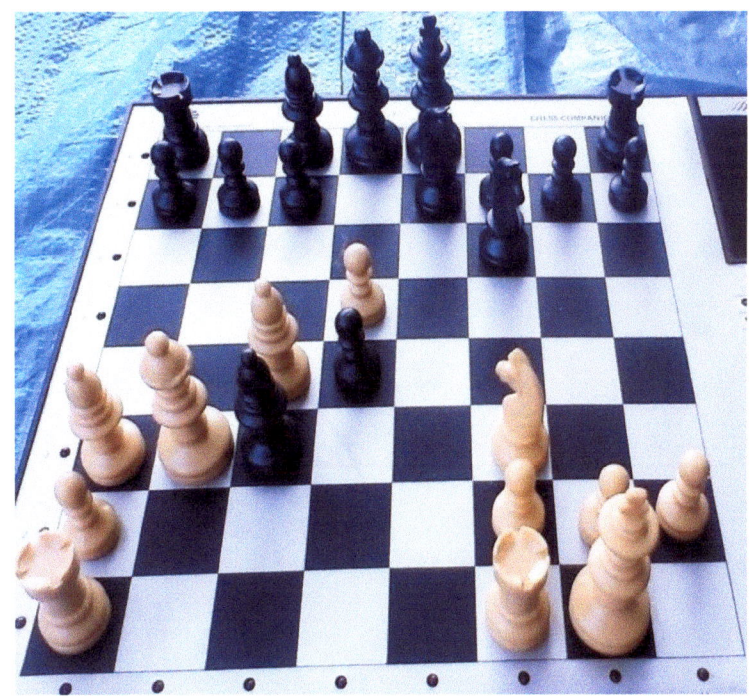

Hier war der Trick, den schwarzen Läufer unten zu beschäftigen, dass er dem Springer im Haus e7 keine Deckung gibt.

Nur ohne den Springer kam der schwarze Läufer hemmungslos in das weiße Feld rein, und darum musste Morphy am Anfang den linken Springer herausnehmen.

11. Ta-e1   Lxe1

12. Txe1   Sg8

13. d6   cxd6

14. Lxf7+   Kf8

15. Sg5   Sh6

16. Le6   Db6

17. Df3+   Se-f5

Hier musste der weiße Läufer von der schwarzen Figur weg, ja es ist genau wie bei einer Geschichte.

Das Thema ist wichtig, die Hauptfiguren sind wichtig,

alles soll genau durchdacht sein,und alles muss man sich merken.

18. Lxf5 Lxf5

19. Se6+ Kg8

20. Dd5 Dc6

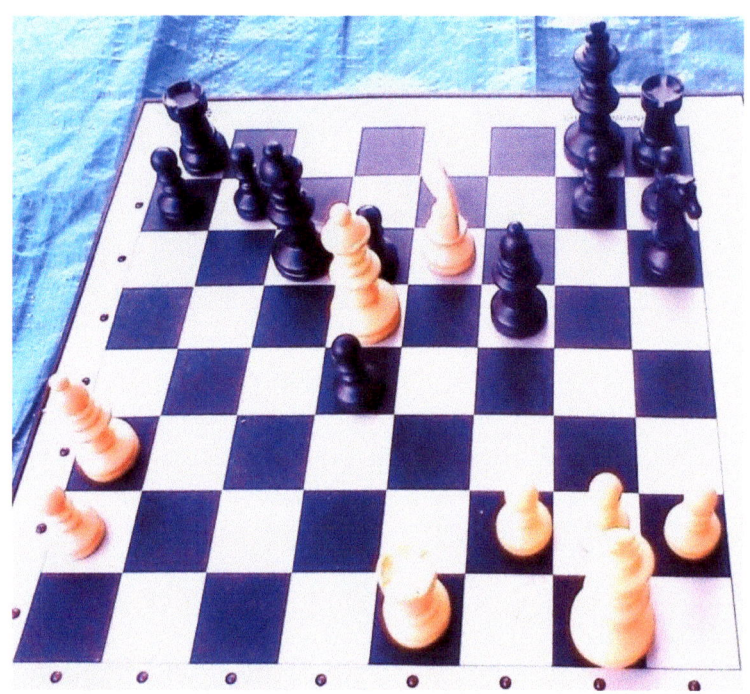

21. Sd8+ Dxd5

22. Te8#

So ist das Denken im richtigen Schach, eine Logik, wie sie auch manchmal so ähnlich im Zauberwürfel von Rubik vorkommt. Ein anderes Denken, das bei einem Menschen nicht vorkommt. Was man durch die Jahre oder durch die Erziehung nicht mitbekommt, sondern das man lernen muss. Das ist eine richtige Lehre zum Schachspielen, die Logik des Schachs zu lernen. Diese Logik werden wir hier in Morphys Spielen verfolge, bis wir es ganz herausgefunden haben.

Ein anderes Beispiel, in dem Morphy verliert, zeigt den normalen Verlauf des Spiels bei dieser Methode:

1858 . Anderssen, A. gegen Morphy, P. C.

1 . e4 e5

2. f4   exf4

3. Sf3   g5

4. h4   g4

5. Se5   Sf6

6. Sxg4 d5

7. Sxf6+ Dxf6

8. De2   Ld6

9. Sc3   c6

10. d4!

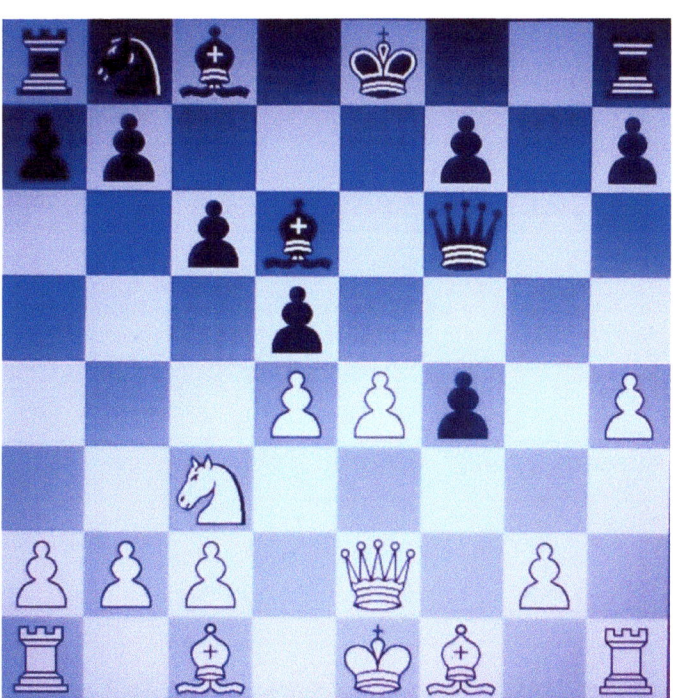

10. ....Dxd4

11. Ld2   Tg8

12. exd5+ Kd8

13. 0-0-0! Lg4

14. De4   Dxe4

15. Sxe4   Lxd1

16. Sxd6   Lh5

17. Lxf4 cxd5

18. Sxb7+

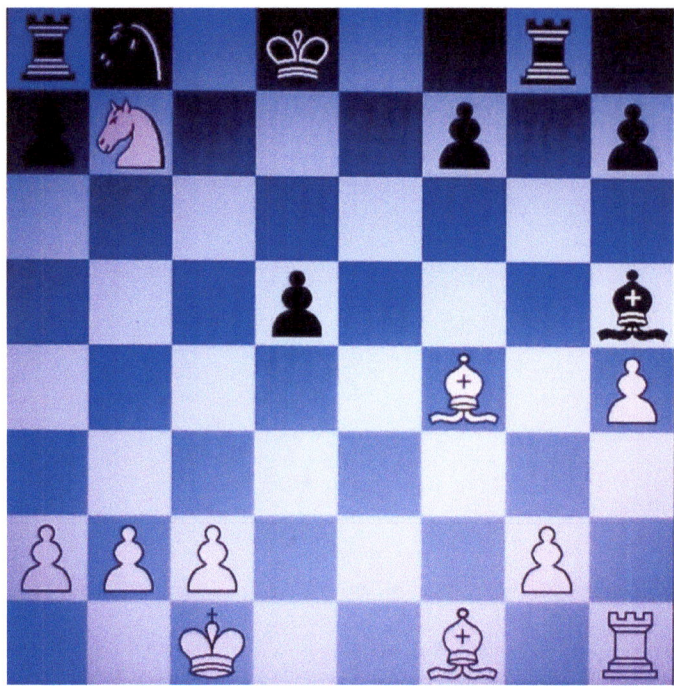

18.…..Ke7

In der direkten Form dieser Methode führt die weiße Figur das Spiel. Und wenn die weiße Figur keinen Fehler macht, dann hat die schwarze Figur keine Chance mehr, und kann mit keinem anderen Tempo in Vorteil kommen.

19. Lb5	Txg2	26. Ke1	Sf3+
20. Te1+	Kf6	27. Kf1	Txb2
21. Te8	Lg6	28. Le2	Txa2
22. Sd6!	Sc6	29. Lg5+	Sxg5
23. Txa8	Txc2+	30. hxg5+	Kxg5
24. Kd1	Sd4	31. Te5+	Kf6
25. Te8	Lh5+	32. Txh5	1 – 0

Und so geht in der normalen Funktion dieser Logik die weiße Figur in Vorteil, wenn sie fehlerlos bleibt, das Tempo behält und die Führung nicht verliert. Da bekommt die schwarze Figur keine Chance, das Spiel läuft schnell und der Spieler wird auch nie Zeitmängel bekommen.

Ein anders Beispiel mit einem schnelleren Tempo von der weißen Figur:

1854 . Morphy, P. C. gegen Maurian, C. A.- New Orleans

Das Läuferspiel

1. e4   e5
2. Lc4 Lc5
3. d4   Lxd4
4. Sf3 Sc6
5. c3   Lb6
6. Sg5 Sh6
7. Dh5 Df6
8. Tf1 0-0
9. f4   Dg6
10. Df3 d6
11. f5   Df6
12. Dg3 Ld7
13. Sxh7 Kxh7
14. Lg5

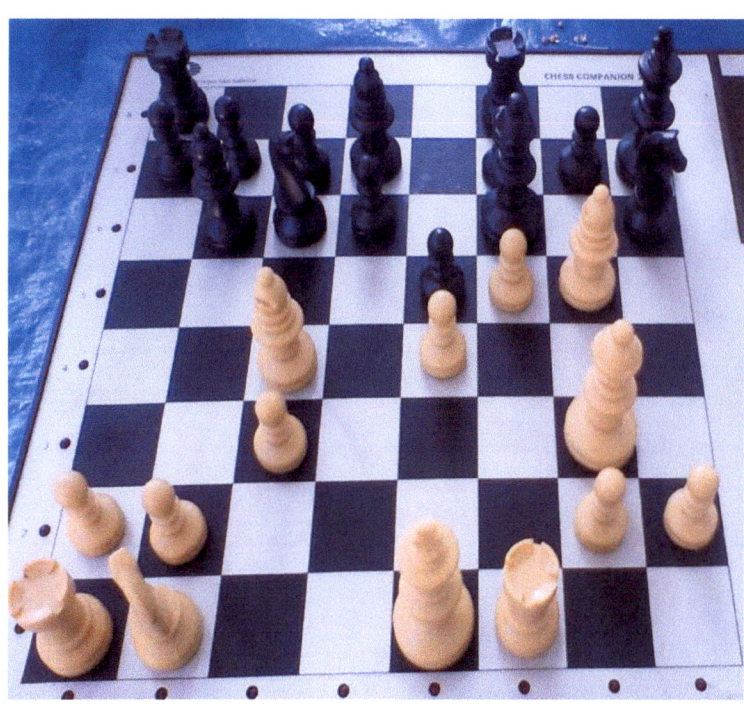

Hier sieht man dass 13 …Kxh7 ein sehr schlechter Zug von der schwarzen Figur war.

Und mit dem Zug 14 . Lg5….verliert die schwarze Figur auch ihre Dame.

14 …..Dxg5

15 . Dxg5 f6

16 . Dh5 1 – 0

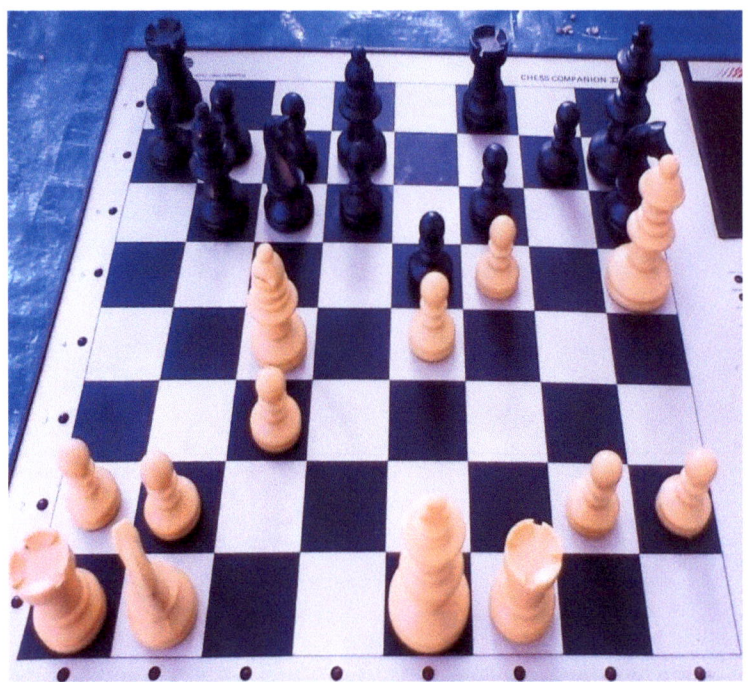

Nach guter Führung von der weißen Figur mit einem schnellen Tempo, das der Zug 13 . Sxh7….gebracht hat, kommt der schwarze König in eine Situation, wo er in kurzem die Partie verliert.

Nun blicken wir zurück zu unserem Hauptthema: die Logik im richtigen Schach. Ein anderes Beispiel, wo Morphy wieder seinen linken Springer am Anfang heraus nimmt, zeigt uns, wie man im Schach denkt:

1857 . Morphy, P. C. gegen Maurian, C. A .- New Orleans

1. e4 e5

2 . f4 exf4

3 . Sf3 g5

4 . Lc4 g4

5 . d4 gxf3

6 . Dxf3 d5

7 . Lxd5 c6

8 . Lxf7+ Kxf7

9 . Dh5+ Kg7

10 . Lxf4 Le7

11 . 0-0 Dxd4+

12 . Kh1 Dxe4

13 . Ta-e1 Dg6

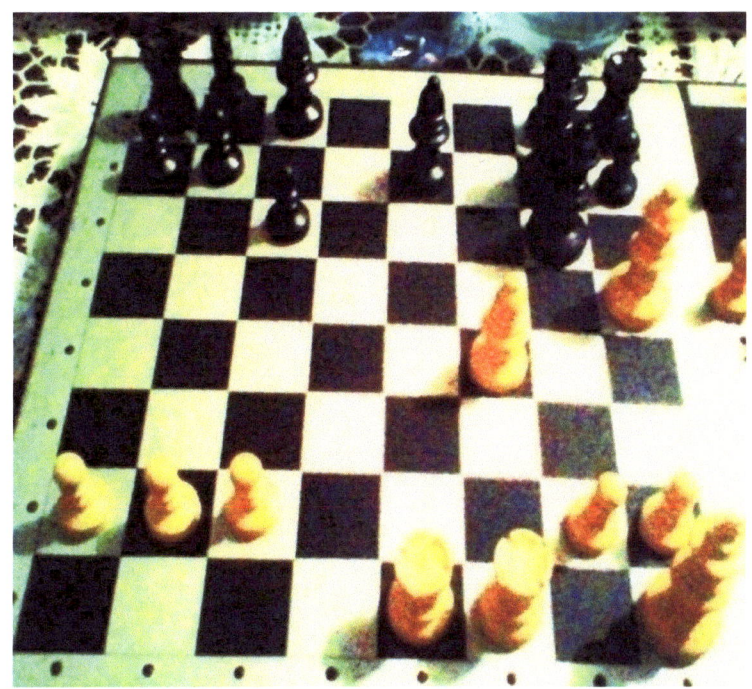

So sieht man, wenn man den linken Springer am Anfang heraus nimmt, dann läuft das Spiel schneller.

Denn das Schachspielen auf dem Brett ist ebenso wie das Denken auf dem Brett.

14 . Txe7+ Kf8

15 . Ld6+ 1 – 0

Das ist Schach spielen: richtig alles durchrechnen, schnell spielen und nicht viel Zeit gebrauchen.

In Vorteil kommen und gewinnen, alles andere ist falsch.

Aber wenn man mit all den Figuren, den weißen und den schwarzen, spielt, wird das Spiel komplitziert und auch sehr langsam.

Immer vorsichtig spielen und Züge machen wie c3 oder a3, a6 oder Sc6.

Und dann wird das Spiel von beiden Seiten so systematisch und kompliziert, dass keine von den beiden Farben das Spiel gewinnen kann.

Es gibt verschiedene Spielarten, eine ist sehr vorsichtig und systematisch und sehr genau, und das ist die Strategie von Bourdonnais, L.C.M.de.la.

Eine andere versucht die direkte Form von dem Königsgambit als Regel in dem Spiel einzusetzen, ist aber schnell, und spielt auch sehr kreativ und richtig in einem offenen Spiel, und das ist die Methode von Lewis,W.

Ein andere ist die moderne Strategie, die auch sehr kreativ und gut ist, aber nicht so schnell, und das fängt an mit Alexander Aljechin.

Aber die Morphy-Strategie ist ein System für sich, es ist eine Art des Denkens.

Ein eigenartiges Denken auf dem Schachbrett, nicht vergleichbar wie beim Spiel von Robert(Bobby) Fischer, der immer versucht, einen Bauern ganz nach oben zu bringen, um ihn zu einer Dame umzuwandeln, und so ein System auf dem Schachbrett zu bauen, um dadurch das Spiel führen zu können.

Und auch nicht so ähnlich wie bei dem Spiel von Bourdonnais, L.C.M.de.la., der immer ganz langsam und vorsichtig spielt und wartet, bis sein Gegner einen Fehler macht.

Kein Modernes Spiel, da nur die neuen Varianten von den verschiedenen Verteidigungen gespielt und untersucht werden, um so durch das Verwenden von den neuen Varianten, modern und neu zu denken.

Das ist die selbe Lehre, wie beim Anfang, dieselbe Methode, die erst im Jahre 1794 mit Atwood, G. und Philidor, F. A. D. in London angefangen hat.

Diese Methode hat mit dem Spiel von Lewis, W. seine Form gekriegt, Und mit dem Spiel von Macdonnell, A. ist etwas schneller und kreativer geworden.

Und mit dem Spiel von Bourdonnais, L, C,M,de.la. ist alles vorsichtig und systematisch geworden.

Eine Logik, die mit dem Spiel vo Morph, P. viel kreativer und schneller geworden ist.

Mit Alexander Aljechin hat man angefangen, im Schach anders zu denken, anders als die Regeln es bis dahin im Schach sagten.

Genau wie in der Aljechin-Verteidigung, hat man versucht, modern zu denken.

In Morphys Strategie aber spielt man mit einer Formel. Da ist der linke Turm, der im a1 steht, gleich x, und der linke Springer, der im b1 steht, gleich y.

Also in einem Spiel mit allen Figuren einer Farbe zu spielen, ist sehr schwer und auch sehr kompliziert.

Die Figuren einer Farbe auf dem Schachbrett bauen zusammen eine komplizierte Formel.

Wenn da eine oder zwei Figuren am Anfang aus dem Spiel genommen werden, wird diese Formel einfacher und leichter zu lösen sein, und das Spiel wird auch etwas schneller.

Ja, nach dem vielzähligen Schreiben der Züge sieht man, dass eine Partie vom Anfang bis zum Ende in eine Formel kommt, wo einige Partien sehr komplizierte Formeln haben.

Auf Deutsch gesagt, da versucht man die Formel einer Partie einfacher zu machen .

Denn so wird das Spiel leichter, und das Rätsel in dem Spiel wird leichter zu lösen sein.

Das heißt, man wird dann das Spiel einfacher und auch schneller fertig machen, den Plan schneller bis zum Ziel bringen, und der Weg wird auch kürzer sein.

Das ist die Erklärung, die die Logik dieser Methode dafür gibt, eine eigenartige Lehre.

Jetzt sehen wir die Sache anders, angenommen, wir nehmen eine Partie als unser Hauptspiel an, und analysieren all die anderen Spiele nach dieser Partie. Zum Beispiel:

1829 . Lewis, W. gegen ?

1 . e4 e5

2 . f4 exf4

3 . Sf3 g5

4 . Lc4 Lg7

5 . d4 d6

6 . Sc3 Lg4

7 . 0-0 Se7

8 . Lxf7+ Kf8

9 . Lc4 Sd7

10. Sxg5 Lxd1

11. Se6+ Kf7

12. Sxd8+ Kg6

13. Lf7+ Kg5

14. Lxf4+ Kg4

15. h3+ Kh4

16. Kh2 Sg6

17. Se6 Lf6

18. Sxd1 b5

19. g3+ Kh5

20. g4+ Kh4

21. Lg3#

Ein einfache Art zu spielen, mit einfachen Zügen, nach einer einfachen Strategie.

Das heißt, alles läuft vor den Augen, wo all die richtigen Züge in einer richtigen Reihenfolge kommen.

Da sind aber sehr genaue Regeln in diesem Spiel, die den beiden Figuren die gleiche Chance gibt, gemäß einem Plan, der im Spiel steckt.

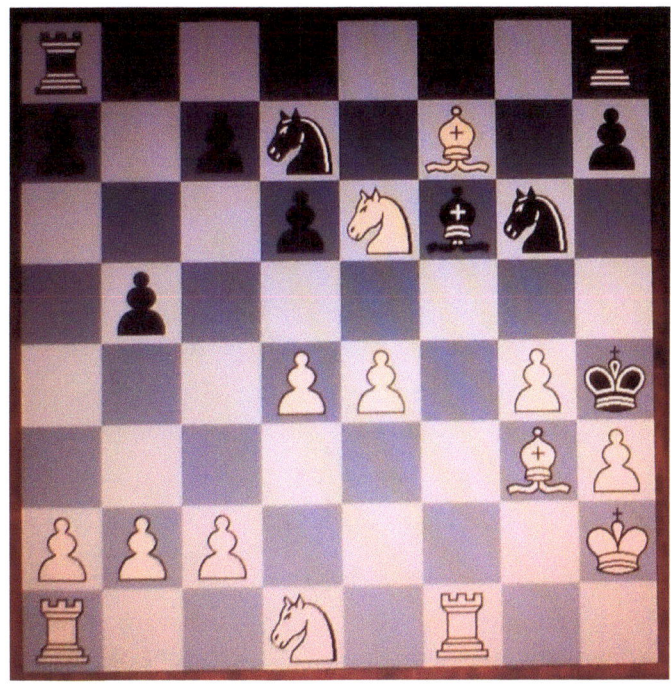

Dieses Spiel sieht sehr einfach aus, aber es hat eine sehr komplizierte Formel. Wenn man dieses Spiel gegen ein Schachprogramm spielen möchte, muss man es bis zum 70. Zug spielen.

Und wenn man die Partie nicht verliert, dann endet es bestimmt im Patt, weil sie sehr kompliziert ist. Da sind viele x und y, die dieses Spiel kompliziert machen. Nimmt man einen Turm oder einen Springer heraus, das heißt ein x oder ein y aus dessen Formel, dann wird das Spiel einfacher und auch sehr viel leichter zu lösen sein. Und das, weil die Formel von dem Spiel einfacher wird.

Nun vergleichen wir dieses Spiel mit einem Spiel von Morphy, wo er den linken Springer am Anfang des Spiels heraus nimmt.

1857 . Morphy, P. C. gegen Reif, A.- New York

Das Schattische Gambit

1 . e4 e5

2 . Sf3 Sc6

3 . d4 exd4

4 . Lc4 Lc5

5 . c3 dxc3

6 . 0-0 d6

7 . Db3 De7

8 . Lg5 Sf6

9 . Ta-e1 0-0

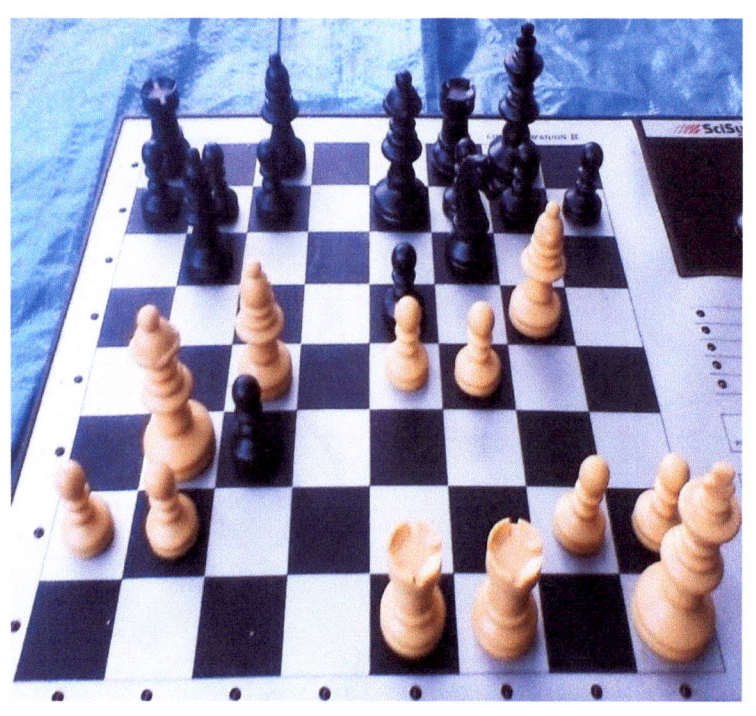

So kann man sehen, dass das Spiel schneller wird, und auch das Rätsel im Spiel wird einfacher zu lösen sein.

Das Spiel bleibt ein offenes Spiel, aber in einer indirekten Form.

10. Kh1   Se5
11. Sxe5 dxe5
12. f4   Lb6
13. Dxc3 Ld4
14. Dg3   Le6
15. fxe5 Lxc4
16. Lxf6 Dxf6
17. exf6 g6
18. Dg5   Lxf1
19. e5   Lxg2+
20. Kxg2 Kh8
21. Te4   Ta-d8
22. Dh6   Tg8

Hier ist das Rätsel im Spiel gelöst, und durch einen guten Zug kommt der Plan zum Punkt:

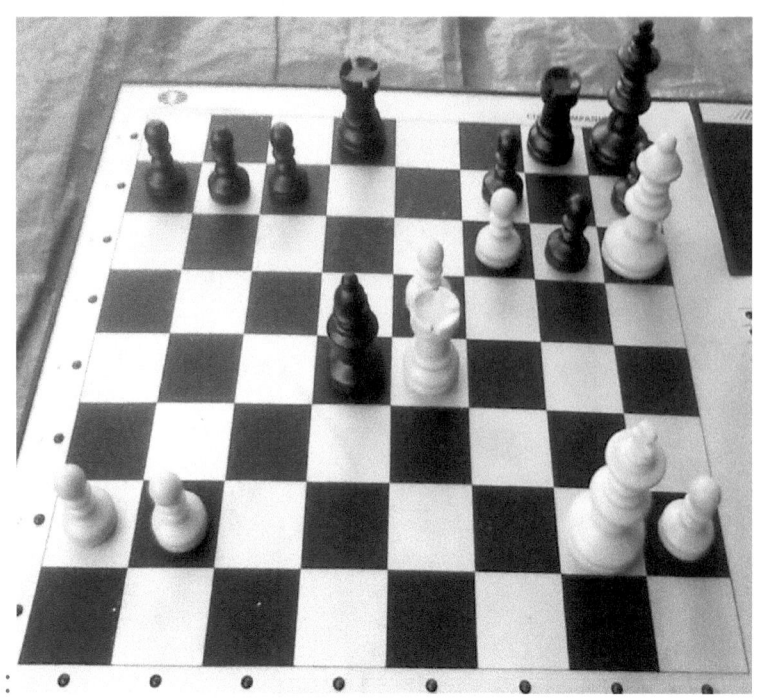

23. Dxh7+ Kxh7

24. Th4#

Wir versuchen hiermit den Lesern zu zeigen, wie man die Spiele Morphys durch diesen Hinblick verstehen kann.

Im nächsten Teil des Buches, wo alle Spiele Morphys verzeichnet sind, können dann die Lesern besser seine Spiele analysieren. Und dann am Ende, wenn die Leser schon selbst alle Spiele Morphys durchanalysiert haben, sind sie dann im Schachspielen stärker geworden. Und so haben wir auch unser Ziel erreicht.

In einer normalen Partie, wo all die Figuren im Spiel sind, kann man sehr gut sehen, wie Morphy spielt und wie seine Strategie aussieht:

1863 . Morphy, P. C. gegen Riviere, J. A.de.- Paris

Die Italienische Verteidigung

1 . e4 e5

2 . Sf3 Sc6

3 . Lc4 Lc5

4 . c3 De7

5. d4 Lb6

6. 0-0 d6

7. h3 Sf6

Bis hier ist alles normal gelaufen, alles genau nach den Regeln der alten Methode und nach dem Plan, den die Verteidigung vorsieht. Ab dem 8. Te1..versucht er die Lienien frei zu machen und die Diagonalen zu erobern, wobei die schwarze Figur die richtigsten Züge macht, wie e5, De7,

d6, und Sf6 und h6.

8. Te1 h6

9. a4 a5

10. Sa3 Sd8

11. Sc2 Le6

12. Se3 Lxc4

13. Sxc4 Sd7

Nun ist der weiße Läufer von der schwarzen Figur weg, und so wird das Rätsel im Spiel leichter zu lösen sein.

14. Se3 g6

15. Sd5 De6

Hier ist für die schwarze Dame das Haus e6 ein guter Platz, dennoch darf man nach der alten Methode der schwarzen Figur keine Zeit zum Nachdenken geben. Also die Folge wird die Attacke auf das Haus f7 sein.

16. Lxh6 f6

17. Lg7 Th5

18. g4 Txh4

Hier wird die Linie h frei, und das Eindringen in das Feld der schwarzen Figur leichter.

19. Sxf6+ Sxf6

20. Sg5 Dd7

Mit diesen beiden letzten Zügen bleibt er am Ball und kann dann mit dem nächsten Zug die Attacke weiter führen.

21. Lxf6 Th4

22. f3 exd4

23. cxd4 Th6

24. Kg2 Sf7

25. Th1 Sxg5

26. Txh6 Sh7

27. Dh1…

Hier ist das Rätsel im Spiel gelöst, die schwarze Figur hat das Spiel verloren und muss sich nun verteidigen. Und das, weil das Rätsel im Spiel von der anderen Seite, nämlich von der weißen, gelöst worden ist. Das heißt, die schwarze Figur hat ihre Chancen nicht genutzt und den Plan, der in der Verteidigung gegeben war, nicht verfolgt. Denn im richtigen Spiel der schwarzen Figur hat sie eigentlich die richtigen Züge zu machen und für sich eine Verteidigung aufzubauen.

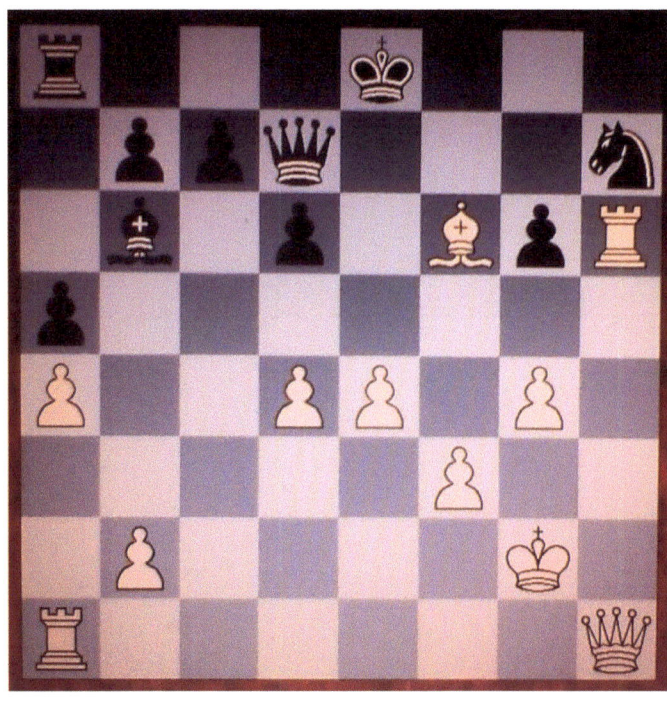

Die Lienien c und h sind geöffnet worden, und so hat die weiße Figur die Möglichkeit, wenn es nötig ist, auch mit dem linken Turm oder mit der Dame von der linken Seite her zu attackieren.

Der weiße König ist geschützt, und die weiße Figur wartet auf den nächsten Fehler ihres Gegners.

Die weiße Figur hat schon bis hier die Hälfte der Arbeit gemacht und fast das Rätsel im Spiel gelöst.

Dennoch ist das Rätsel im Spiel nicht ganz gelöst worden, und die weiße Figur muss sich anstrengen:

auf der einen Seite die schwarze Figur beschäftigen, dass ihr König nicht um die Ecke geht,

und auf der anderen Seite eine Position schaffen, um den richtigen Zug zu machen.

Da muss die weiße Figur am Ball bleiben und von den freien Linien h und c Gebrauch machen, und um jeden Preis ihre Attacke fortsetzen.

27. ...Sxf6
28. Th8+ Ke7
29. Txa8 Lxd4
30. Dh6! Dc6
31. Tc1 Db6
32. Txc7+...

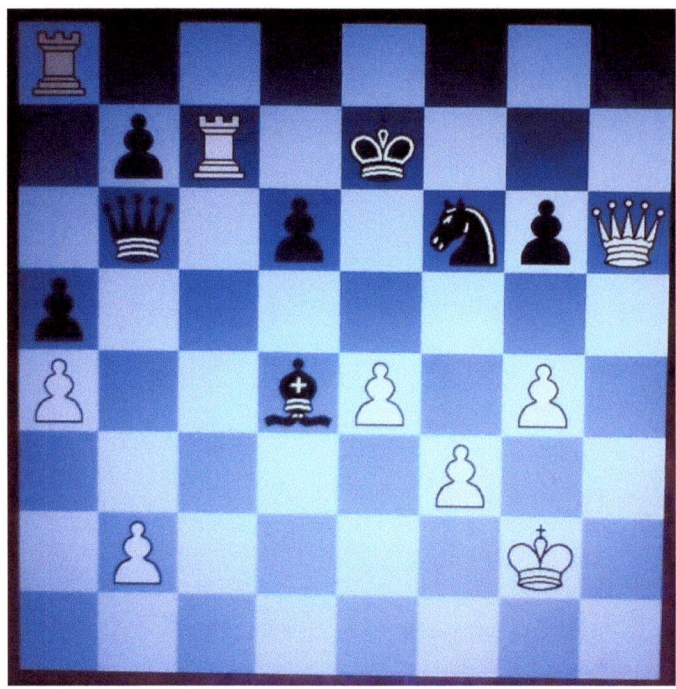

Dies war ein sehr guter Zug, denn die schwarze Figur kann den weißer Turm nicht mit der Dame schlagen.

Nach 33. Dg7+ Ke6 kann die schwarze Figur ihre Dame verlieren, so muss sie gleich mit dem König auf das Haus e6 gehen.

32. ….Ke6

33. Te8+ Sxe8

34. Dxg6+ Ke5

35. Df5#

Die Sache ist: Wer Morphys Spiele gut kapiert, lernt das Schachspielen, und das sehr richtig.

So schauen wir wieder, wie Morphys Strategie im normalen Spiel ist.

1858 . Morphy, P.C. gegen Löwenthal, J. J.- London

1 . e4 e5

2 . f4 Lc5

3 . Sf3 d6

4 . c3 Lg4

5. Le2   Lxf3

6. Lxf3 Sc6

7. b4   Lb6

8. b5   Sc-e7

Bis zum achten Zug, in einem Spiel, wo die schwarze Figur die richtigen Züge macht, hat die weiße Figur die schwarze Figur zum Rückzug gezwungen.

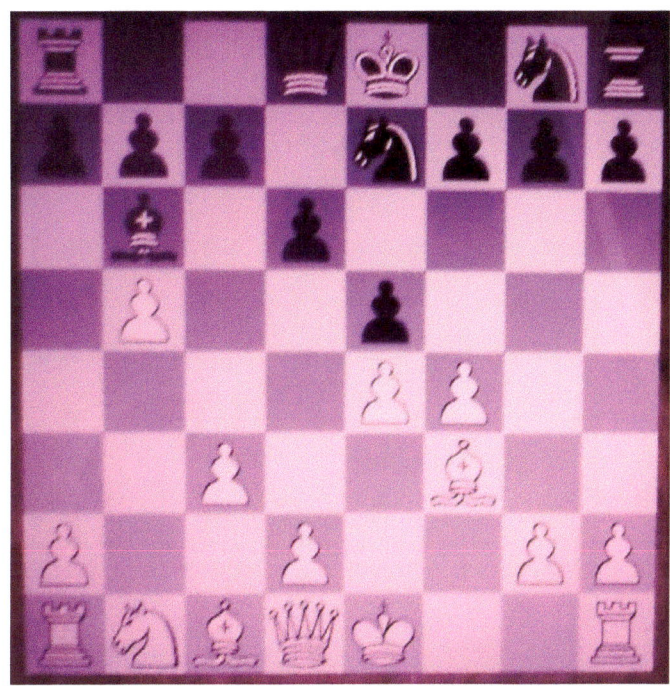

9. d4   exf4

Mit dem Zug 9. d4… gibt die weiße Figur ihrem Spiel Form.

10. Lxf4….

Mit dem Zug 10. Lxf4…fängt die weiße Figur, wie üblich in der direkten Form des Königsgambits, an, für die Attacke auf das Haus f7 ein System zu bauen.

10. ….Sg6

11. Le3 Sf6

12. Sd2 0-0

13. 0-0 h6

14. a4   c6

15. De2 Te8

16. Dd3 d5

17. e5 Sd7

Bis zu dem Zug 17. e5 Sd7 baut die weiße Figur eine richtige Position auf, für die Attacke auf das Haus f7, und mit dem Zug 18. Lh5…attackiert sie auf das Haus f7.

18. Lh5! Te6

19. a5 Lc7

20. Txf7!....

Und mit dem Zug 20. Txf7!.... fängt

die weiße Figur an, das Rätsel im Spiel zu lösen.

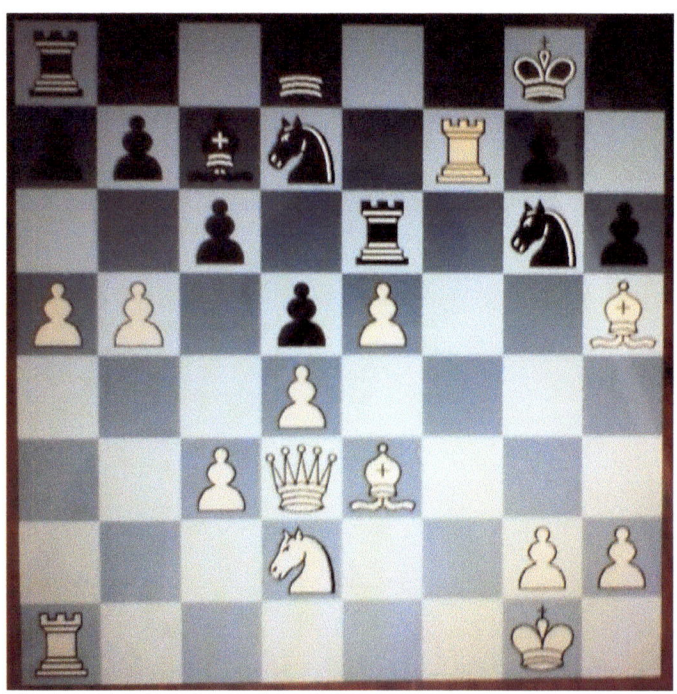

20. ....Kxf7

21. Df5+ Ke7

22. Lxg6 Dg8

23. Lf2 Sxe5

24. dxe5 Tf8

25. Lc5+ Kd8

26. Lxf8 Txe5

27. Df2....

Mit dem Zug 27. Df2... hat die

weiße Figur das Rätsel im Spiel gelöst.

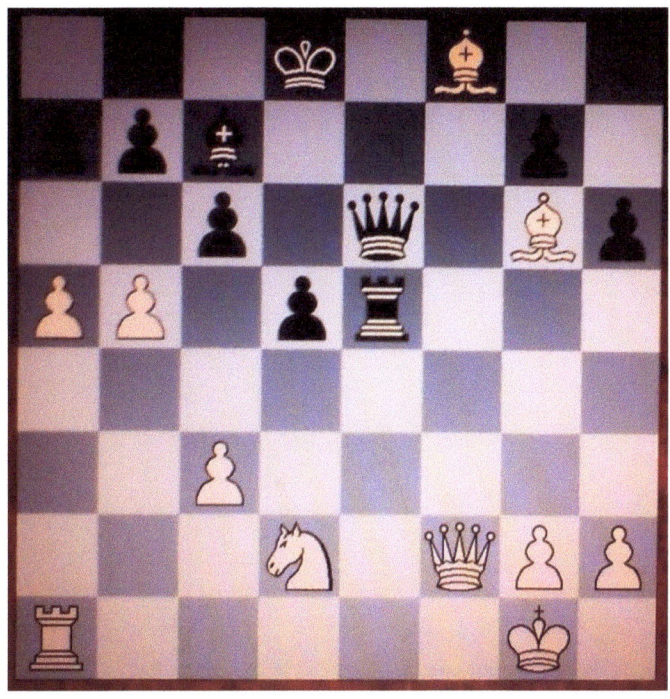

27. .....De6

Hier wäre 28. Lxg7 Tg5, 29. Df8+ Kd7, 30.b6.... eine gute Idee, von der weißen Figur.

28. b6 axb6

29. axb6....

Hier mit dem Zug 29. axb6.... öffnet die weiße Figur die a Linie, für den linken Turm.

29. ....Dxg6

30. bxc7+ Kxc7

31. Tb1.... 1 - 0

Man kann auch bewirken dass das Spiel schneller wird. Nun sehen wir, wie Morphy in einer Partie das Spiel schneller und kürzer macht. Zum Beispiel in einem Spiel im Jahre 1858 in

New Orleans, wo er seinen linken Turm am Anfang des Spiels heraus nimmt:

1858 . Morphy, P. C. gegen Morphy, A.- New Orlean.

Das Zweispringerspiel

1 . e4 e5

2 . Sf3 Sc6

3 . Lc4 Sf6

4 . Sg5 d5

5 . exd5 Sxd5

6 . Sxf7….

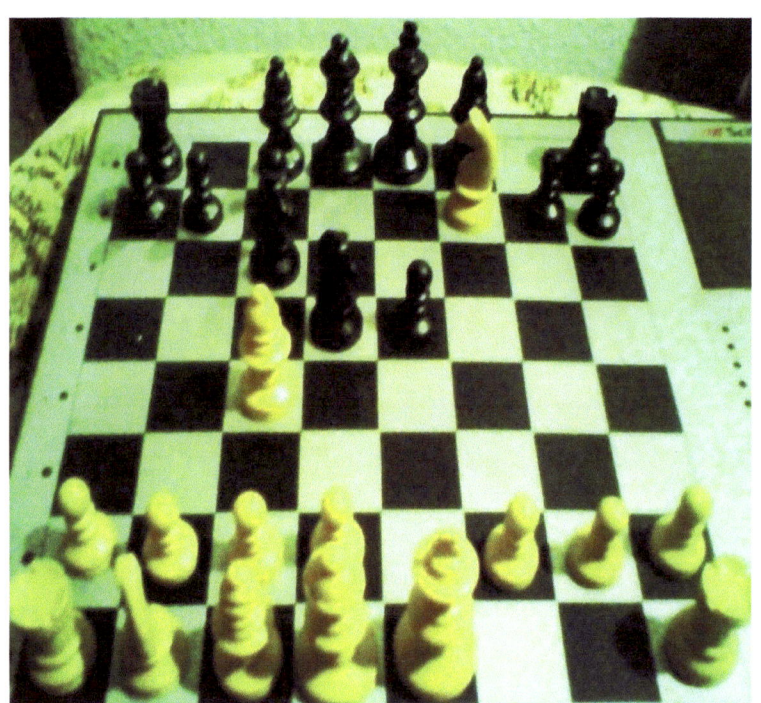

Mit dem Zug 6 . Sxf7… versucht die weiße Figur den schwarzen König aus seinem Platz zu holen, um ihn dann zu zwingen, auf demBrett zu wandern. Denn das ist gerade eine clevere Strategie.

6 . ….Kxf7

7 . Df3+ Ke6

8 . Sc3 Sd4

9. Lxd5+ Kd6

10. Df7 Le6

11. Lxe6 Sxe6

12. Se4+...

Hiermit kommt der schwarze König richtig nach unten, in das weiße Feld rein.

12. ....Kd5

13. c4+....

Und damit kommt der schwarze König ganz nach unten, in das Territorium der weißen Dame, in dem sie eine von den beiden Figuren schlägt.

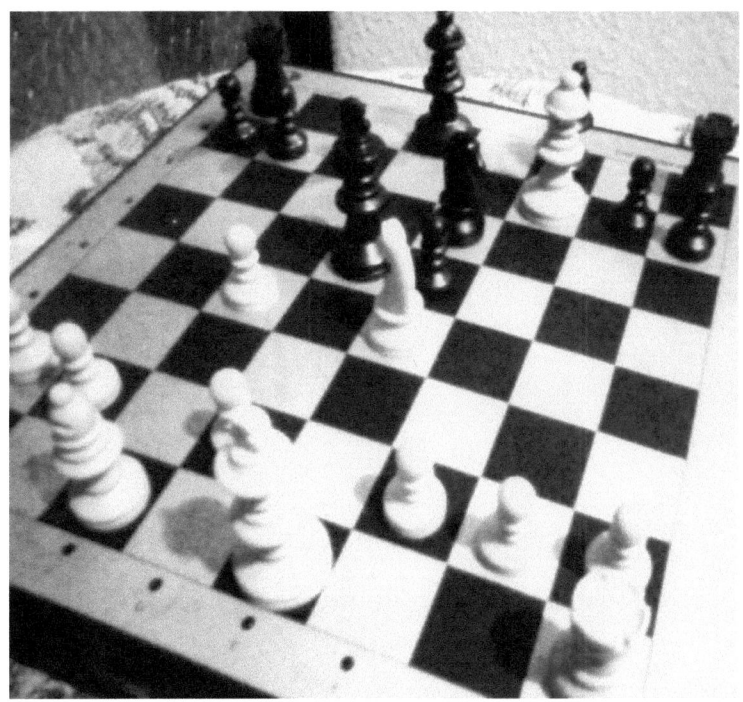

13. ....Kxe4

14. Dxe6 Dd4

15. Dg4+ Kd3

16. De2+ Kc2

17. d3+ Kxc1

Das endet immer so, wenn der König gezwungen wird, auf dem Feld herum zu laufen.

Und das ist auch immer eine gute Idee gewesen, den Gegner in eine Mattsituation zu bringen.

18. 0-0 #

Nun sehen wir ein Spiel, wo Morphy mit der schwarzen Figur spielt.

1858 . Saint Amant, P.C.F.& ? gegen Morphy, P.C.- Paris.

Die Italienische Verteidigung

1 . e4 e5

2 . Sf3 Sf6

3 . Lc4 Lc5

4 . c3 Sf6

Im Spiel mit der schwarzen Figur muss man die richtigen Züge machen. Die weiße Figur versucht inzwischen eine gute Position aufzubauen, um auf das Haus f7 zu attackieren, und wartet darauf, dass die schwarze Figur einen Fehler macht.

5 . d4 exd4

6 . cxd4 Lb4+

Irgentwann sollte die schwarze Figur das Spiel eröffnen, darum heißt es auf Deutsch:

die Eröffnung. Mit dem Zug 5….exd4 eröffnet die schwarze Figur das Spiel, und dazu muss man mutig sein und es tun, sonst führt die Verteidigung zu nichts. Und mit dem Zug

6 ….Lb4+ geht man von Anfang an in die Strategie der Attacke, was oft eine gute Idee ist.

7 . Ld2 Lxd2+

8 . Sbxd2 d5

9 . exd5 Sxd5

10. 0-0 0-0

Mit dem Zug 10 ….0-0 fängt die schwarze Figur an, eine richtige Position aufzubauen.

11. h3 Sf4

Und mit dem Zug 11….Sf4 fängt die schwarze Figur an, das Rätsel im Spiel zu lösen.

12 . Kh2 Sxd4

13 . Sxd4 Dxd4

14 . Dc2 Dd6

15 . Kh1 Dh6

16 . Dc3 Lf5

17 . Kh2 Ta-d8

Mit dem Zug 17. ….Ta-d8 baut die schwarze Figur eine richtige Position auf, um das Haus des schwarzen Königs zu attackieren.

 Und mit dem Zug 18 . …Lxh3 zerstört sie die Position des schwarzen Königs.

18. Ta-d1 Lxh3

19. gxh3 Td3!

Der Zug 19. ….Td3 war ein kluger Zug, und damit löst der das Rätsel im Spiel.

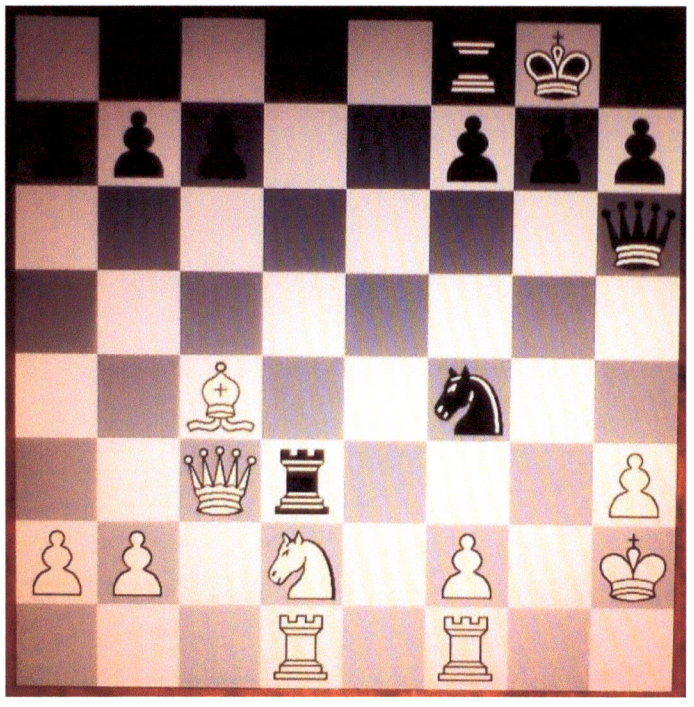

20. Dxd3 Sxd3

21. Lxd3 Dd6+

22. f4 Dxd3   0 – 1

Jetzt wieder ein Spiel mit der weißen Figur, wo alles nach Morphys Logik läuft.

1857 . Morphy, P. C. gegen Perrin, A.- New York

Das Königsgambit

1 . e4 e5

2 . f4 exf4

3 . Sf3 d5

4 . exd5…

Hiermit eröffnet die weiße Figur das Spiel, so wie Morphys Logik sagt.

4 . …Dxd5

Hier geht die schwarze Figur mit ihrer Dame in eine moderne Strategie.

5 . Sc3 De6+

6 . Kf2.....

Mit diesem Zug bringt die weiße Figur das Spiel wieder in das Königsgsgambit zurück.

6 . Kf2 Df6

7 . Lc4 c6

8 . Se4 Df5

9 . Te1 Le6

10. d4…

Hiermit gibt die weiße Figur ihrer Verteidigung Form.

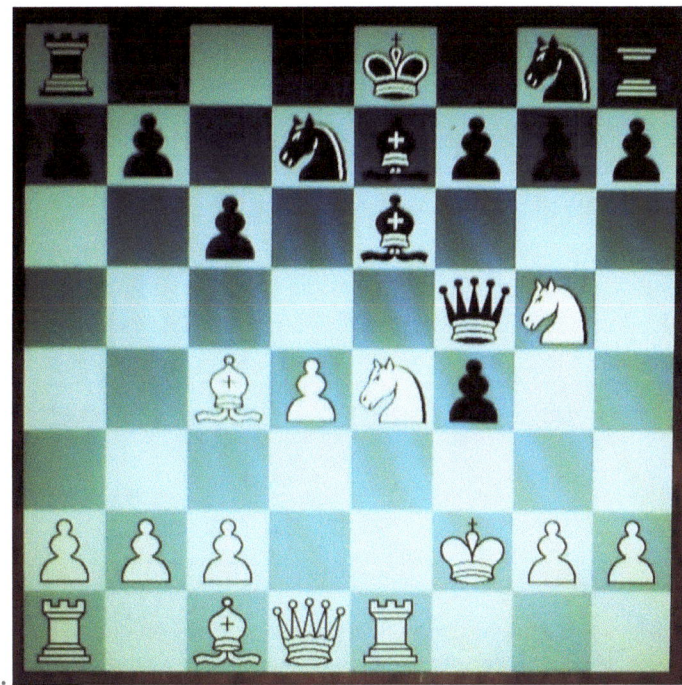

Bis hierhin baut die weiße Figur eine richtige Position, um auf das Haus f7 zu attackieren.

Zu der Frage, warum schlägt hier nicht die schwarze

Figur den weißen Springer im Haus g5:

dann kann die weiße Figur mit dem anderen Springer

auf das Haus d6 springen, und dann geht die schwarze

Dame verloren.

11. ....Sd7

12. Sxf7!....

Hiermit attackiert die weiße Figur auf das Haus f7.

12. ....Sg-f6

So bleibt die schwarze Figur weiter in ihrem modernen System, verlässt die Verteidigung, nutzt die Chancen, die die Königsgambit der schwarzen Figur gibt, nicht, und tut auch nichts dafür und macht keine Rochade.

Dennoch sollte sie den Zug 12. ....Dg6 machen, dann nach 13. Sxh8 Sxe4+, 14. Kg1 Df5 u.s.w.

13. Sf-d6+ Kf8

Zu der Frage warum der schwarze Läufer hier nicht den weißen Springer im Haus d6 schlägt:

- dann könnte die weiße Figur wieder mit ihrem anderen Springer auf das Haus d6 springen, den schwarzen Läufer da schlagen, und so könnte die schwarze Dame verloren gehen.

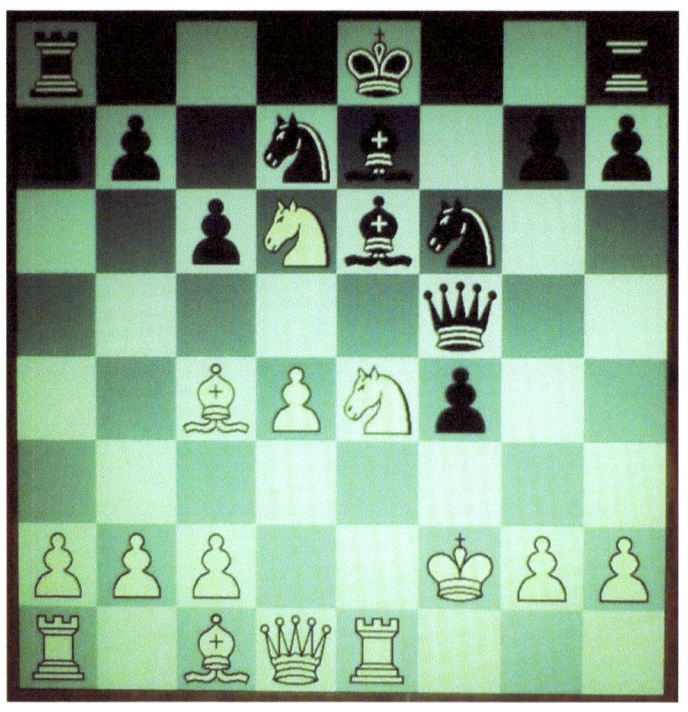

14. Sxf5 Sxe4+

Mi dem Zug 14. ...Sxe4+ attackiert die schwarze Figur auf

das Haus f2, aber zu spät.

15. Txe4 Lxf5

16. Dh5 g6

17. Dh6+ Ke8

18. Txe7+....

Mit diesem Zug löst die weiße Figur das Rätsel im Spiel, und der Zug öffnet gleichzeitig die schwarze Mauer für den Sieg.

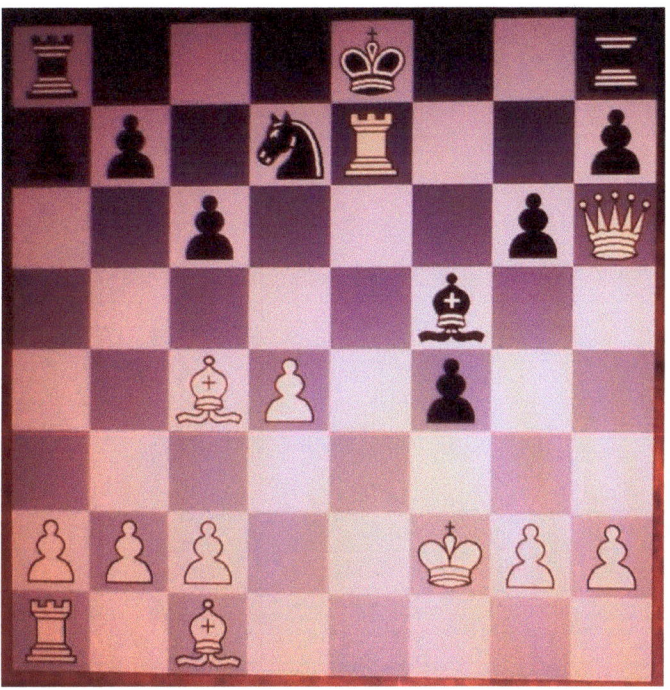

18. ....Kxe7

19. Dg7+ Kd6

20. Lxf4+Se5

21. Lxe5#

Und so versteht man Morphys Spiele, und so erklärt man sich seine Spiele, bis man seine Logik lernt.

Höffentlich können dann die Leser es genauso gut.

 Viel Erfolg

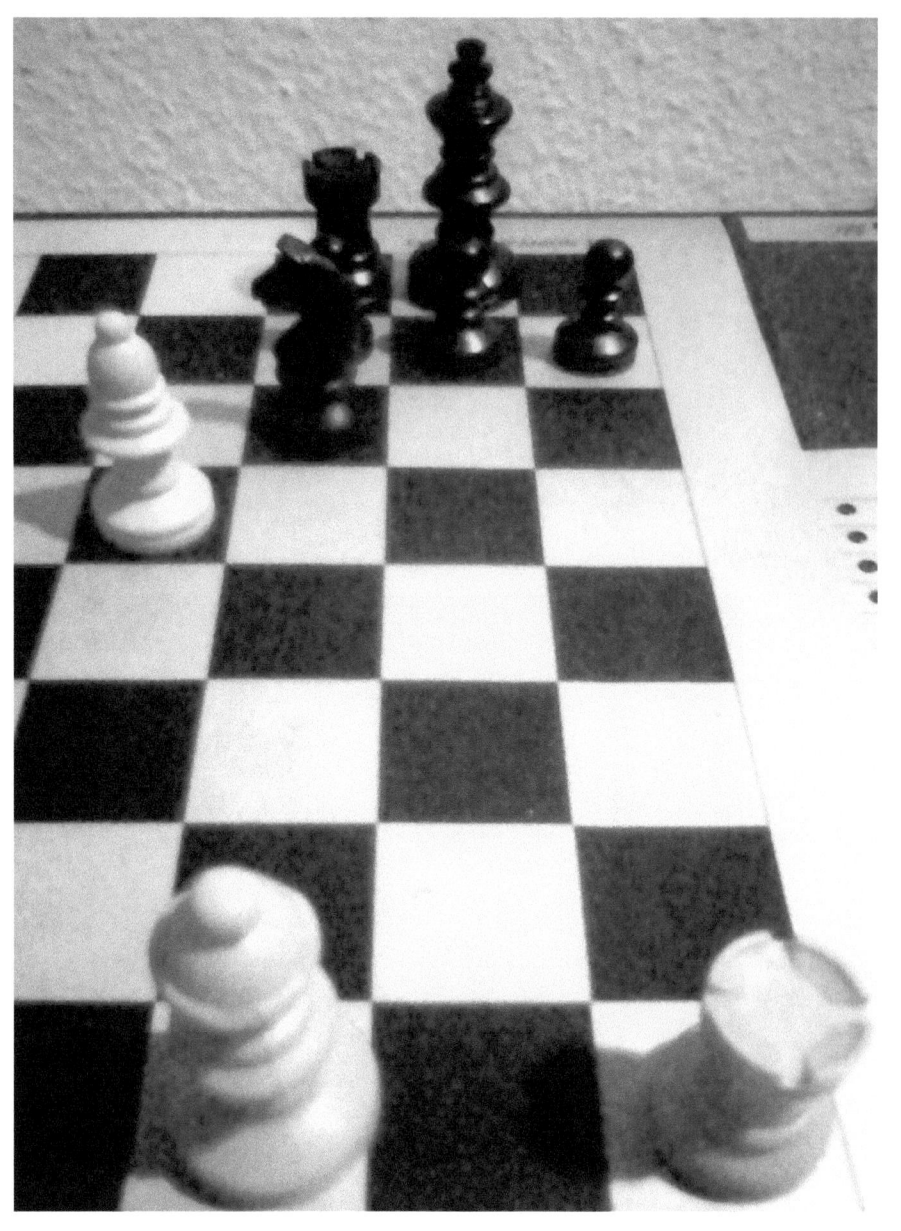

Die Spiele von Morphy, P, C.

1849 . Morphy, P, C. gegen Carpentier, C. - New Orleans.

1 . e4 e5	6 . 0-0 cxb2	11. Lxf7+ Ke7
2 . Sf3 Sc6	7 . Lxb2 Lf8	12. Sg6+ Kxf7
3 . d4 exd4	8 . e5 d6	13. Sxh8#
4 . Lc4 Lb4+	9 . Te1 dxe5	
5 . c3 dxc3	10. Sxe5 Dxd1	

1849 . Morphy, P. C. gegen Morphy, A. –New Orleans.

1 . e4 e5	12. Sc3 Dd7		
2 . Sf3 Sc6	13. d5! Lxd5		
3 . Lc4 Lc5	14. Sxd5 Dxd5		
4 . b4 Lxb4	15. Lb5+ Dxb5		
5 . c3 Lc5	16. Te1+ Se7		
6 . d4 exd4	17. Tb1 Da6		
7 . cxd4 Lb6	18. Txe7+ Kf8		
8 . 0-0 Sa5	19. Dd5 Dc4		
9 . Ld3 d5	20. Txf7+ kg8		
10. exd5 Dxd5	21. Tf8#		
11. La3 Le6			

1849 . Morphy, P. C. gegen Morphy, E. –New Orleans.

1 . e4 e5	11. d5 Lxe3
2 . Sf3 Sc6	12. dxc6 Lb6
3 . Lc4 Lc5	13. e5 dxe5
4 . ce d6	14. Db3 Te7
5 . 0-0 Sf6	15. Lxf7+ Txf7
6 . d4 exd4	16. Sxe5 De8
7 . cxd4 Lb6	17. cxb7 Lxb7
8 . h3 h6	18. Ta-e1 La6
9 . Sc3 0-0	19. Sg6 Dd8
10. Le3 Te8	20. Te7 1 – 0

1849 . Morphy, P. C. gegen McConnell, L. J. –New Orleans.

1 . e4 e5	11. Sc3 Sf6	21. Sfxd5 Db7
2 . f4 exf4	12. Le3 Se7	22. Sf6+ Lxf6

3 . Sf3 g5	13. Kf2 c6	23. exf6+ Kf8
4 . h4 g4	14. Te1 Lg7	24. Dd6+ Kg8
5 . Se5 h5	15. e5 dxe5	25. Te7 Dc8
6 . Lc4 Th7	16. dxe5 Sf-d5	26. Tc7 Df5
7 . d4 d6	17. Lxd5 cxd5	27. Dxc6 Dxc2+
8 . Sd3 f3	18. Lc5! Lc6	28. Ke3 Td8
9 . g3 Sc6	19. b4 b6	29. Td1 1 - 0
10. Sf4 Ld7	20. Lxe7 Dxe7	

1849 . Morphy, P. C. gegen McConnell, L. J. –New Orleans.

1 . e4 e5	13 . Sf5 De6
2 . Sf3 Df6	14. Sf-d6+ Lxd6
3 . Sc3 c6	15. Sxd6+ Kd8
4 . d4 exd4	16. Lc4 De7
5 . e5 Dg6	17. Sxf7+ Kc7
6 . Ld3 Dxg2	18. Dd6+ Dxd6
7 . Tg1 Dh3	19. exd6+ Kb6
8 . Tg3 Dh5	20. Le3+ c5
9 . Tg5 Dh3	21. Lxc5+ Ka5
10. Lf1 De6	22. Tg3 b5
11. Sxd4 De7	23. Ta3#
12. Se4 h6	

1849 . McConnell, L. J. gegen Morphy, P. C.- New Orleans.

1 . e4 e5	13. d4 Se4
2 . f4 exf4	14. Lc2 f5
3 . Sf3 g5	15. Sb-d2 Sc6
4 . Lc4 Lg7	16. c4 Lxd4+

5 . d3 h6	17. Sxd4 Sxd4
6 . 0-0 Sf6	18 . Dd3 Db6
7 . c3 b5	19. Kh1 Sxc2
8 . Lxb5 c6	20. Dxc2 Sf2+
9 . Lc4 d5	21. Kg1 Sh3+
10. exd5 cxd5	22. Kh1 Dg1+
11. De2+ Le6	23. Txg1 Sf2#
12. Lb3 0-0	

1849 . Morphy, P. C. gegen Rousseau, E. – New Orleans.

1 . e4 e5	13. Dxe5+ Dd6
2 . Sf3 Sc6	14. Dxd6+ Kxd6
3 . Lc4 f5	15. Sf7+ Ke6
4 . d3 Sf6	16. Sxh8 exd3
5 . 0-0 d6	17. cxd3 Kf6
6 . Sg5 d5	18. b4 Le6
7 . exd5 Sxd5	19. Te1 Lg8
8 . Sc3 Sc-e7	20. Lb2+ Kg5
9 . Df3 c6	21. Te5+ Kh6
10. Sc-e4! fxe4	22. Lc1+ g5
11. Df7+ Kd7	23. Txg5 1 - 0
12. De6+ Kc7	

1849 . Morphy, P. C. gegen ? – New Orleans.

1 . e4 e5	11. Kd2 gxf3
2 . f4 exf4	12. Dxf3 Lg4
3 . Sf3 g5	13. De3 Le7
4 . h4 g4	14. Sc3 c6

5. Se5 h5   15. Ta-f1 f5
6. Lc4 Sh6   16. exf5 Sxf5
7. d4   d6   17. De6 Sxd4
8. Sd3 f3   18. Dxg4 fxg4
9. gxf3 Le7   19. Txh8+ Kd7
10. Lf4 Lxh4+   20. Txd8+ 1 – 0

1850 . Morphy, P. C. gegen Löwenthal, J. J. – New Orleans

1. e4   c5   9. Le3 cxd4   17. f5! Dh4
2. f4   e6   10. Lxd4 0-0   18. g3   Dg5
3. Sf3 d5   11. Sc3 Sc6   19. f6   Se5
4. exd5 exd5   12. Lxf6 Lxf6   20. exg7 Tf-d8
5. d4   Lg4   13. Sxd5 Lxb2   21. Le4 Dxg7
6. Le2 Lxf3   14. Tb1 Ld4+   22. Dh5! Td6
7. Lxf3 Sf6   15. Kh1 Tb8   23. Lxh7+ Kf8
8. 0-0 Le7   16. c3   Lc5   24. Le4 Th6
25. Df5 Dxg3   33. Ld5 Sh6   41. h4   Kg6
26. Tb2 Te8   34. Tf6 Kg7   42. Tc6 Kh5
27. Sf6 Te6   35. Tc6 a5   43. Kg3 f5
28. Tg2 Dxg2+   36. Tc7 Kg6   44. Tf6 f4+
29. Lxg2 Thxf6   37. Kg2 f6   45. Kxf4 Lf2
30. Dxf6 Txf6   38. Kf3 Sf5   46. Ke4 Lc5
31. Txf6 Sg4   39. Le4 Kg5   47. Tf5+ Kxh4
32. Tf5 b6   40. Lxf5 Kxf5   48. Txc5 bxc5
                                       49. Kd5

1 - 0

46

1850 . Morphy, P. C. gegen Löwenthal, J. J. – New Orleans.

1 . e4 e5	19. Sxf7 Kxf7	37. Tc5 Kd6
2 . Sf3 Sf6	20. f3 b5	38. d5 Kd7
3 . Sxe5 d6	21. Le4 Sd7	39. Tc6 Ld6
4 . Sf3 Sxe4	22. Td-e1 Sf6	40. Ta6 Sg6
5 . De2 De7	23. Te2 Te8	41. Txa5 Se5+
6 . d3 Sf6	24. Lxd5+ cxd5	42. Kb5 b3
7 . Sc3 Le6	25. Txe8 Sxe8	43. Ta7+ Kd8
8 . Lg5 h6	26. g3 g5	44. f4 gxf4
9 . Lxf6 Dxf6	27. Kd2 Sg7	45. gxf4 Sd3
10. d4 c6	28. Ta1 a5	46. Kc4 Sxf4
11. 0-0-0 d5	29. Kd3 Ke6	47. Th7 Le5
12. Se5 Lb4	30. a4 b4	48. Txh6 Lxb2
13. Sxd5 Lxd5	31. c4 Lc7	49. Kxb3 Lg7
14. Sg6+ De6	32. Te1+ Kd6	50. Th7 Le5
15. Sxh8 Dxe2	33. Te5 dxc4+	51. a5 Sxd5
16. Lxe2 Kf8	34. Kxc4 Se6	52. Th5 Lxh2
17. a3 Ld6	35. Tb5 Sf8	53. Txd5+ Kc8
18. Ld3 Kg8	36. Td5+ Ke6	54. Tb5 Kc7
		55. a6 1 - 0

1850 . McConnell, L. J. gegen Morphy, P. C. –New Orleans.

1 . e4 e6	8 . b4 cxd4
2 . d4 d5	9 . cxd4 Tc8
3 . e5 c5	10. Lb2 Sf5
4 . c3 Sc6	11. Dd3 Lxb4+
5 . f4 Db6	12. axb4 Sxb4

6 . Sf3 Ld7   13. Dd2 Tc2

7 . a3   Sh6   14. Dd1 Se3   0 – 1

1850 . McConnell, L. J. gegen Morphy, P.C. –New Orleans

1 . e4   e5   14. Se5 Sxe5

2 . Sf3 Sc6   15. Dxa5 Dg5

3 . Lc4 Lc5   16. Kh1 Le4

4 . b4   Lxb4   17. f3   Lf3

5 . c3   La5   18. gxf3 Dg3

6 . 0-0 Sf6   19. Sd2 Sf5

7 . d4   0-0   20. Ta-e1 Dxh3+

8 . dxe5! Sxe4   21. Kg1 Tf-e8

9 . La3 d6   22. Tf2 Dg3+

10. exd6 Sxd6   23. Kf1 Sd3

11. Lb3 Lg4   24. Txe8+ Txe8

12. h3   Lh5   25. Lxf7+ Kh8

13. Dd5 Lg6   0 – 1

1850 . McConnell, L. C. gegen Morphy, P. C.- New Orleans.

1 . e4   e6   5 . f4   Db6   9 . cxd4 Tc8   13. Dd2 Tc2

2 . d4   d5   6 . Sf3 Ld7   10. Lb2   Sf5   14. Dd1 Se3

3 . e5   c5   7 . a3   Sh6   11. Dd3   Lxb4+!   0 - 1

4 . c3   Sc6   8 . b4   cxd4   12. axb4 Sxb4

1850 . Morphy, P. C. gegen Morphy, E. – New Orleans.

1 . e4   e5   14. Ta-c1 g4   27. Lxf7 Lb7

2 . Sf3 Sc6   15. Sxe5   Sxe5   28. Sf2   Sxf4

3 . Lc4 Lc5   16. Lb3   h5   29. Df5   Tf8

4 . 0-0 Sf6   17. Te3   h4   30. e6   dxe6

5. b4 Lxb4	18. Tf1 Kg7	31. Dxg4+ Kh8
6. c3 Ld6	19. f4 Db6	32. Dxf4 Dc6
7. d4 De7	20. Te1 Sg6	33. Df6+ Kh7
8. Sg5 0-0	21. g3 hxg3	34. Se4 Txf7
9. Te1 a6	22. hxg3 Th8	35. Sg5+ Kg8
10. Dc2 h6	23. Sc4 Dc5	36. Dxf7+ Kh8
11. Lxf6 Dxf6	24. e5 b5	37. Df8#
12. Sb-d2 g5	25. Sd2 Th3	
13. dxe5 Lxe5	26. Se4 Db6	

1850. Morphy, P. C. gegen Morphy, E. – New Orleans.

1. e4 e5	13. Tf-e1 Ld7	25. T7xe8#
2. Sf3 Sc6	14. Ta-b1 0-0-0	
3. Lc4 Lc5	15. La6! Sa5	
4. b4 Lxb4	16. Te-c1 Lc6	
5. c3 La5	17. Dxa5 bxa6	
6. d4 exd4	18. Dxa6+ Kd7	
7. 0-0 Lxc3	19. Txc6! Df5	
8. Sxc3 dxc3	20. Txc7+ Ke8	
9. La3 d6	21. Dc6+ Dd7	
10. Db3 Sh6	22. Tb8 Dxc6	
11. Dxc3 Df6	23. Te7+ Kf8	
12. e5! dxe5	24. Txd8+ De8	

1850. Morphy, P. C. gegen ? – New Orleans.

1. e4 e5	10. d4 exd4
2. Sf3 Sc6	11. Te1+ Kd7
3. Lc4 Sf6	12. Sxd5 Sxd5

4. Sg5 d5	13. Lxd5 cxd5	
5. exd5 Sxd5	14. Dxd5+ Kc7	
6. Sxf7 Kxf7	15. Lf4+ Ld6	
7. Df3+ Ke6	16. Dc5+ Kb8	
8. Sc3 Se7	17. Dxd6+ Dxd6	
9. 0-0 c6	18. Lxd6#	

1850. Morphy, P. C. gegen ? – New Orleans

1. e4 e5	8. Lb3 Lc5	
2. Sf3 Sc6	9. e5 De7	
3. d4 Sxd4	10. 0-0-0 Sg8	
4. Sxe5 Se6	11. Sc3 c6	
5. Lc4 Sf6	12. Se4 b5	
6. Sxf7 Kxf7	13. Sd6+ Kd8	
7. Lxe6+ Ke8	14. Lg5 1 – 0	

1854. Maurian, C. A. gegen Morphy, P. C. – New Orleans.

1. e4 g6	8. Se2 Sh6	15. gxh3 Sf3+
2. d4 c5	9. 0-0 0-0	16. Kh1 Dd8
3. d5 Lg7	10. Dc2 Sg4	17. Sd2 Dd7
4. Ld3 b5	11. Lg5 Le5	18. Sg1 Sxg1
5. c4 b4	12. h3 Sh2	19. Kxg1 Dxh3
6. a3 Da5	13. Lh6 Te8	0 - 1
7. Dd2 d6	14. Td1 Lxh3	

1855. Morphy, P. C. gegen Ayers, D.

1. e4 e5	13. f3 Lxf3+	25. Dxa7 Sd7
2. Sf3 Sf6	14. gxf3 Dxf3+	26. Ld2 1 – 0
3. Lc4 Lc5	15. Kc2 De4+	

4 . b4 Lxb4	16. Kb2 Lxc3+
5 . c3 La5	17. Sxc3 dxc3+
6 . d4 d6!	18 . Dxc3 0-0-0
7 . Db3 De7	19. Te1 Dd5
8 . d5 Sd4	20. cxb7+ Kxb7
9 . Lb5+ c6	21. Tb1 Sf6
10. Sxd4 exd4	22. Lc6+ Dxc6
11. dxc6 Dxe4+	23. Ka1+ Kc7
12. Kd1 Lg4+	24. Da5+ Kc8

1855 . Morphy, P. C. gegen Meek, A. B.

1 . e4 e5	10. Dd2 Lxg5
2 . f4 exf4	11. hxg5 Sf7
3 . Sf3 g5	12. Lxf7+ Kxf7
4 . Lc4 Lg7	13. Df4+ Kg8
5 . h4 g4	14. 0-0 De7
6 . Sg5 Sh6	15. Sc3 c6
7 . d4 f6	16. Ta-e1 d6
8 . Lxf4 fxg5	17. Sd5! cxd5
9 . Lxg5 Lf6	18. exd5

1 - 0

1855 . Meek, A. B. gegen Morphy, P. C.

1 . e4 e5	12. f3 Sa5
2 . Sf3 Sc6	13. Dd3 dxe4
3 . d4 exd4	14. fxe4 Dh4+
4 . Lc4 Lc5	15. g3 Txe4+
5 . Sg5 Sh6	16. Kf2 De7

6 . Sxf7 Sxf7	17. Sd2 Te3
7 . Lxf7+ Kxf7	18. Db5 c6!
8 . Dh5+ g6	19. Df1 Lh3!
9 . Dxc5 d6	20. Dd1 Tf8
10. Db5 Te8	21. Sf3 Ke8
11. Db3+ d5	0 – 1

1855 . Morphy, P. C. gegen ? – New Orleans.

1 . e4 e5	12. Sd5 Dd8
2 . Sf3 Sc6	13. h3 Lxf3
3 . Lc4 Lc5	14. Dxf3 Sf6
4 . b4 Lxb4	15. Lg5 Lxd4
5 . c3 Lc5	16. e5! Lxe5
6 . d4 exd4	17. Tf-e1 0-0
7 . cxd4 Lb6	18. Txe5 dxe5
8 . 0-0 d6	19. Sxf6+ gxf6
9 . Sc3 Sa5	20. Lxf6
10. Ld3 Lg4	1 - 0
11. Le3 Df6	

1856 . Morphy, P. C. gegen Knight, T. – New Orleans.

1 . e4 e5	8 . Se5 Df6	15. Lxc5+ Ke6
2 . f4 exf4	9 . Dh5+ Ke7	16. De8+ Se7
3 . Sf3 g5	10. h4 gxh4	17. d5#
4 . Lc4 De7	11. 0-0 Lh6	
5 . d4 d5	12. b3 Sd7	
6 . Lxd5 c6	13. La3+ c5	
7 . Lxf7+ Dxf7	14. Td1 Sxe5	

1856 . Morphy, P. C. gegen Morphy, E. – New Orleans.

1 . e4 e5	11. Sf5 Dc5		
2 . Sf3 Sc6	12. b4 Df8		
3 . Lb5 Lc5	13. dxc6 dxc6		
4 . c3 De7	14. Sd6+ Ke7		
5 . 0-0 Sf6	15. Dd3! cxb5		
6 . d4 Lb6	16. Sxc8+ Txc8		
7 . Lg5 h6	17. Td1 Dg7		
8 . Lxf6 gxf6	18. Dd7+ Kf8		
9 . d5 Sd8	19. Dxc8		
10. Sh4 c6	1 – 0		

1856 . Morphy, P. C. gegen ? – New Orleans.

(Sb1)

1 . e4 e5	15. f4 Ld6	29. Lg6#
2 . Lc4 Sf6	16. Dh5 h6	
3 . Sf3 d6	17. Dg6 Te8	
4 . d4 d5	18. Ld2 Sd7	
5 . exd5 Lg4	19. Lc3 Sf6	
6 . dxe5 Lxf3	20. Txe8+ Sxe8	
7 . gxf3 Sf-d7	21. Te1 Le7	
8 . 0-0 Lc5	22. Lc4 Lf6	
9 . e6 Se5	23. Dxf7+ Kh7	
10. exf7+ Sxf7	24. Dg8+ Kg6	
11. Lb5+ c6	25. Ld3+ Kh5	
12. dxc6 bxc6	26. Df7+ Kg4	
13. Te1+ Le7	27. Dg6+ Kh4	

14. Ld3 0-0	28. Dg3+ Kh5

1856 . Morphy, P. C. gegen ? – New Orleans.

(Ta1)

1 . e4 e5	11. E5 Lg7
2 . f4 exf4	12. h4 f6
3 . Lc4 Dh4+	13. Kg1 g4
4 . Kf1 g5	14. Sh2 fxe5
5 . Sc3 Lg7	15. Sxg4 exd4
6 . d4 Sc6	16. Lxf4 Tf8
7 . Sf4 Dh5	17. Lg5+ Se7
8 . Sd5 Kd8	18. De2 Te8
9 . c3 Sf6	19. Se5 Dxe2
10. Sxf6 Lxf6	20. Sf7#

1856 . Morphy, P. C. gegen ? – New Orleans.

(Ta1)

1 . e4 e5	14. cxd4 Sh4
2 . Sf3 Sc6	15. Lb2 Sxf3+
3 . Lc4 d6	16. Dxf3 Sxd4
4 . c3 Le6	17. Lxd4 Dxd4
5 . Lb5 a6	18. Td1 Db2
6 . La4 Se7	19. Sf6+ gxf6
7 . 0-0 h6	20. Dxa8+ Ke7
8 . a3 La2	21. Te1+ Kd6
9 . Lc2 Sg6	22. Dd8+ Kc6
10. d4 d5	23. Le4+ Kb5
11. Sb-d2 dxe4	24. Dd5+ Lc5

12. Sxe4 exd4   25. Dc4+ Ka5

13. b3   b6   26. Da4#

1856. Morphy, P. C. gegen ? – New Orleans.

(Ta1)

1 . e4   e5   12. Sd5 Dd6

2 . Sc3 Sc6   13. f6   Se6

3 . Lc4 Lc5   14. Se7+ Kh8

4 . Sg-e2 Sf6   15. Lxe6 Dxe6

5 . f4   Sg4   16. fxg7+ Kxg7

6 . Sg3 Sf2   17. Sg-f5+ Kh8

7 . Dh5 0-0   18. Dg5 Dg6

8 . f5   Sxh1   19. Sxg6+ fxg6

9 . d4   Sxd4   20. De7 Txf5

10. Lg5 Le7   21. exf5 Kg8

11. Lxe7 Dxe7   22. f6   1 – 0

1857. Tompson, J. gegen Morphy, P. C. – New York.

1 . e4   e5   12. Lb3 e4

2 . Sf3 Sc6   13. dxe4 dxe4

3 . Lc4 Lc5   14. Sg1 Se5

4 . d3   Sf6!   15. Le3 Sd3+

5 . Sc3 h6   16. Ke2 Lxe3

6 . Se2 d6   17. fxe3 Dh4

7 . c3   0-0   18. Sxe4 Dxe4

8 . h3   Kh8   19. Dxd3 Dxg2+

9 . Sg3 Sh7   20. Kd1 Lxf5

10. Dc2 f5   21. De2 Dxh1

11. exf5 d5! 0 – 1

1866 . Morphy, P. C. gegen Maurian, C. A. – New Orleans. (Sb1)

1 . e4 e5	16. d5 Tf-e8	31. Td7 Kf8
2 . f4 d5	17. dxc6 Lc5	32. h3
3 . exd5 Dxd5	18. exb7! Ta-d8	1 - 0
4 . Sf3 Lg4	19. Dxe8+ Txe8	
5 . Le2 Lxf3	20. Lxc5 Dc6	
6 . Lxf3 e4	21. Lxa7 Dxb7	
7 . De2 Sf6	22. Lf2 f5	
8. d3 Db5	23. a4 Te2	
9 . c4 Db4+	24. a5 Te6	
10. Ld2 Dxb2	25. Ta-b1 Dc8	
11. 0-0 Sc6	26. Tb5 g6	
12. Lxe4 Sxe4	27. Te5 Ta6	
13. Dxe4+ Le7	28. Tf-e1 Ta8	
14. Le3 Df6	29. Ld4 Da6	
15. d4 0-0	30. Te7 Dxc4	

1866 . Morphy, P. C. gegen Maurian, C. A. – New Orleans.

1 . e4 e5	10. Lg5 Lg7
2 . f4 exf4	11. e5 De8
3 . Sf3 g5	12. Dh4 Dg6
4 . Lc4 g4	13. 0-0 d5
5 . d4 gxf3	14. exf6+ Kf7
6 . Dxf3 Sc6	15. fxg7+ Kxg7
7 . Lxf7+ Kxf7	16. Tf6 Lf5

8 . Dh5+ Ke7   17. Txg6+ hxg6

9 . Lxf4 Sf6   18. Lf6+   1 – 0

1859. Morphy, P. C. gegen Ware, G. P. – New York. (Sb1)

1 . e4 e5	14. Kd2 De3+
2 . f4 exf4	15. Kc2 Df2+
3 . Sf3 g5	16. Ld2 Le6
4 . Lc4 Lg7	17. Th-f1 Dxg2
5 . h4 h5	18. Sxd4 Sf6
6 . d4 Sc6	19. Ta-e1 0-0
7 . c3 Sa5	20. hxg5 b5
8 . Ld3 d5	21. gxf6 bxa4
9 . Da4+ c6	22. Tg1 Dxg1
10. exd5 Dxd5	23. Txg1+ Kh8
11. c4 Dd8	24. Sxe6 fxe6
12. Ld2 Lxd4?	25. f7
13. Lxa5 De7+	1 – 0

Die Rätselspiele

1 . 1857 . Marache, N. gegen Morphy, P. C. – New York.

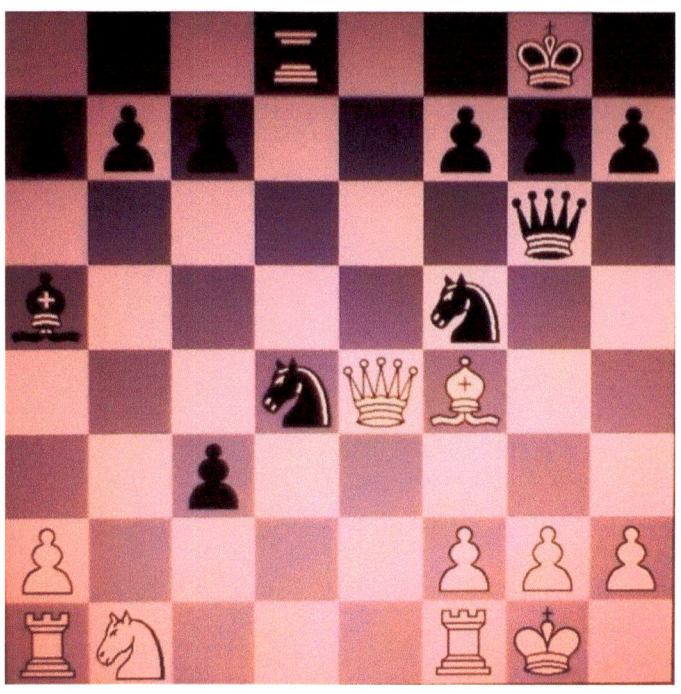

19. De4 (..?..)   0 – 1

Warum ?

2 . 1857 . Stanley, C. H. gegen Morphy, P. C.- New York.

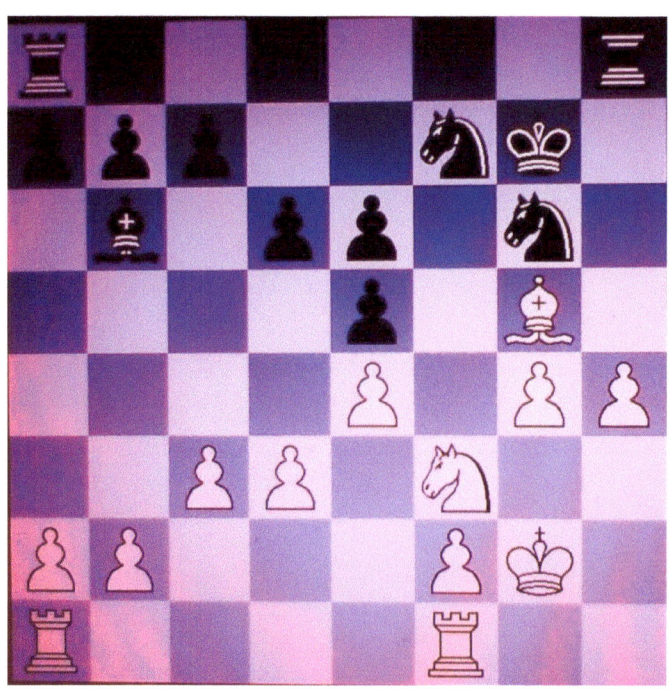

25. h4 (.. ?..)   0 - 1

Warum ?

3 . 1857 . Morphy, P. C. gegen Schulten, J. W. – New York.

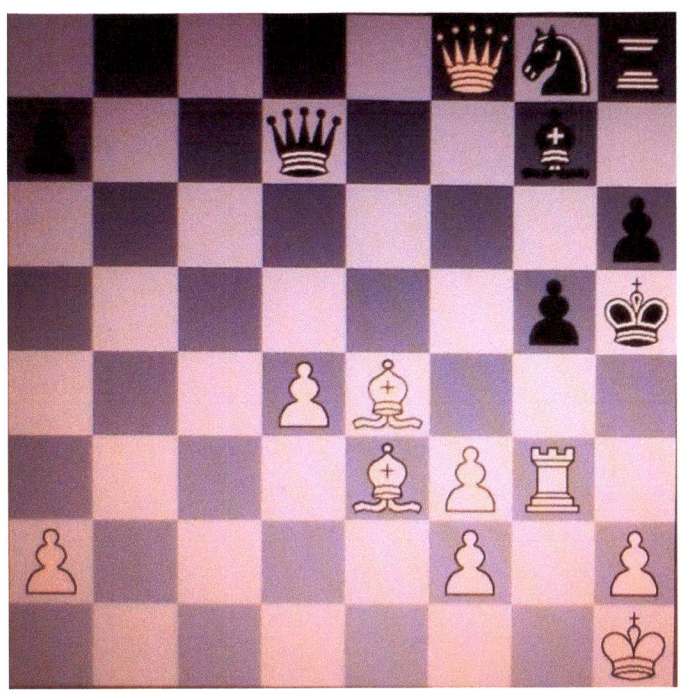

33. (..?..)   1 - 0

Warum ?

4 . 1857 . Schulten, J. W. gegen Morphy, P. C. – New York.

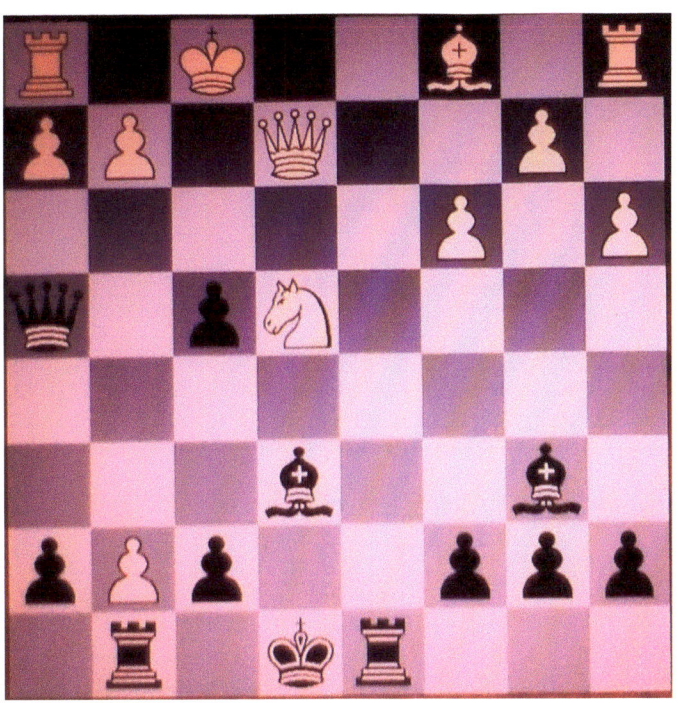

17. De2 (..?..)

Warum ?

5 . 1858 . Morphy, P. C. gegen Anderssen, A. – Paris.

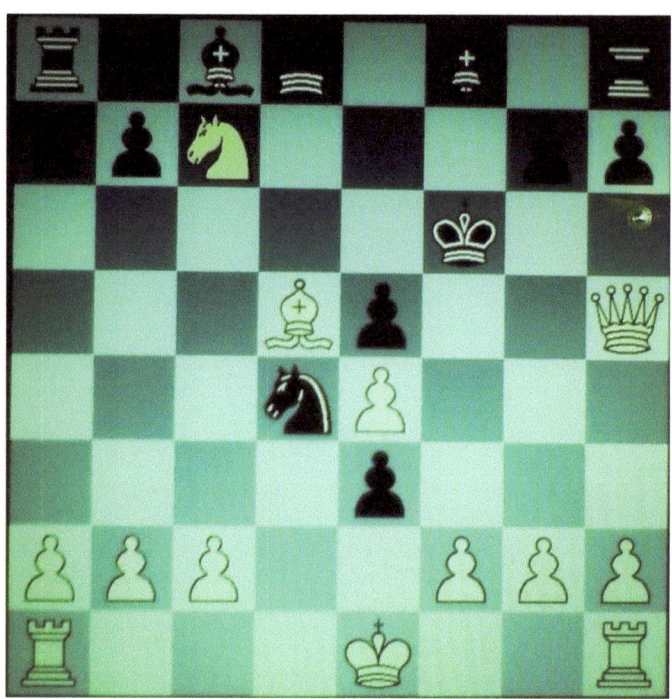

15. Dh5+   Kxf6   17. 1 - 0

16. (..?..)   Warum ?

6 . 1858 . Morphy, P. C. gegen Anderssen, A. – Paris.

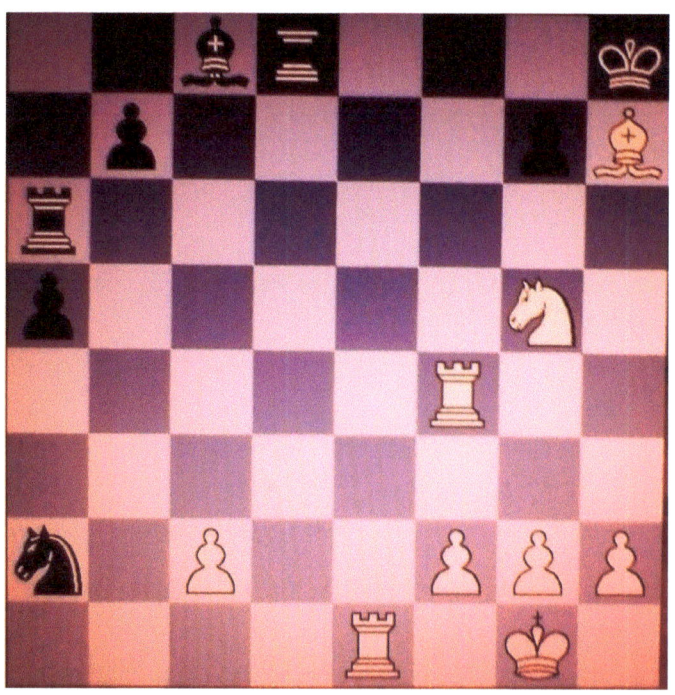

24. …..Ta6

25. (..?..)   1 – o

Warum ?

7 . 1858 . Morphy, P. C. gegen Löwenthal, J. J. – London.

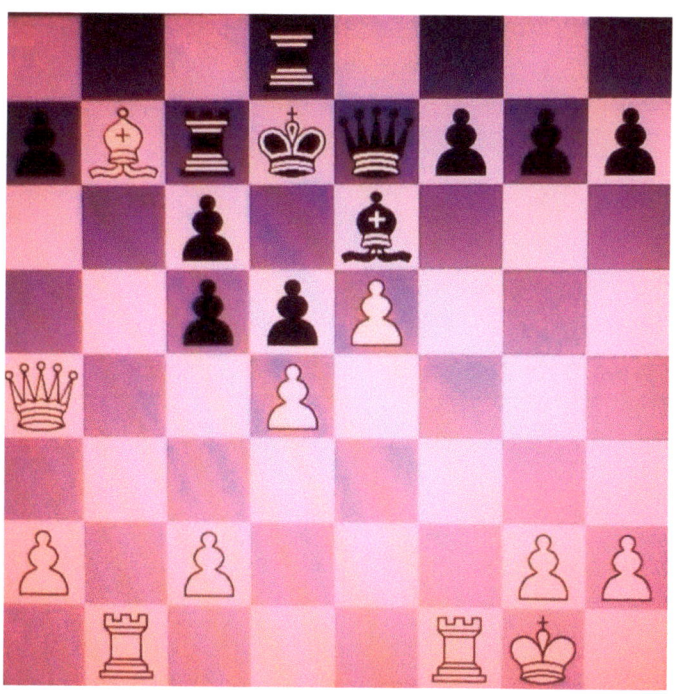

24. ....Td8?

25. (..?..)   1 – 0   Warum ?

8 . 1858 . Morphy, P. C. gegen Anderssen, A. – Paris.

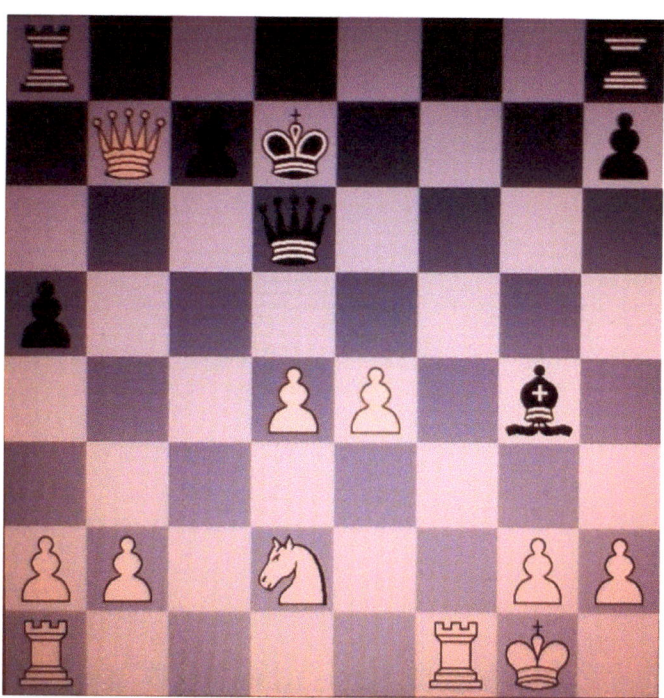

18. ....Dxd6

19. (..?..)   1 – 0

Warum ?

9 . 1858 . Morphy, P. C. gegen Baucher, H. – Paris.

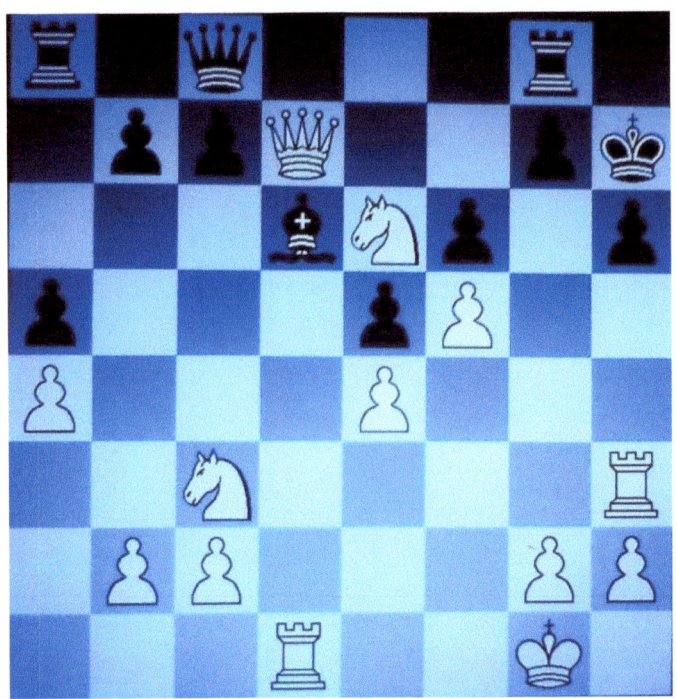

24. ….Ld6

25. (..?..)!   Warum ?

10. 1858 . Morphy, P. C. gegen Braunschweig, C. und de Vauvenargue, J. – Paris.

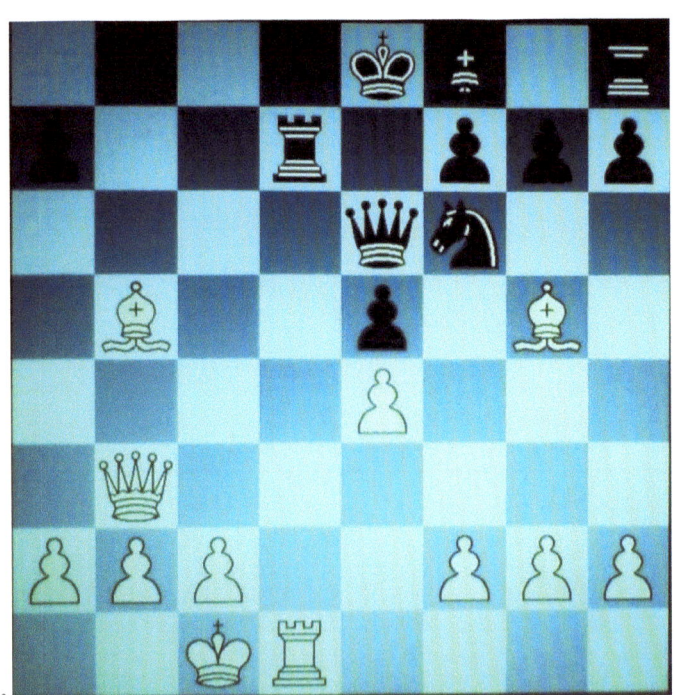

In drei Zügen matt !

Wie ?

Die Lösungen

1 . 19. ...Sg3!

Antwort: Was auch immer die weiße Figur machen möchte, der nächste weiße Zug

wird sein- 20. .....Se2#. Nach 20. fxg3... verliert die weiße Figur ihre Dame.

2 . 25. ...Sxg5

Antwort: So kann das Rätsel im Spiel, was von der h-Linie gelöst wird, schnell von der schwarzen Figur gelöst werden 26. hxg5 Sf4+

27. Kg3 Th3#

3 . 33. Df7+!

Antwort: Nach 33. ...Kh4 verliert die schwarze Figur ihre Dame, und wenn sie die weiße Dame schlägt, dann wird der nächste weiße Zug sein- 34. Th3#

4 . 17. ...Td1+

Antwort: Nach 18. Dxd1 Lc4+, 19. De2 Lxe2+ verliert die weiße Figur ihre Dame und kann das Spiel nicht mehr gewinnen.

5 . 16. fxe3....

Antwort: Wichtig ist, dass die Linie f frei wird, denn nach 16....Sxc2+, 17. Ke2 Dxc7

18. Tf1+ hier gibt die schwarze Figur auf.

6 . 25. Ld3   1 – 0

Antwort: Das Spiel geht so schneller zu Ende. Nach 25. Ld3 Sb5, 26. Lxa6 Sxa6

27. Sf7+ Kh7, 28. Sxd8 Kg6, 29. Te3 b6, 30. Th4+ Kg6, 31. Tg3+ hier nach Fritz 8 gibt die schwarze Figur auf.

7 . 25. Lxc6+   1 – 0

Antwort: Nach 25….Txc6, 26. Tb7+ Ke8, 27. Txe7+ Kxe7, 28. Dxc6 hier gibt die schwarze Figur auf.

8 . 19. Tf7+   1 – 0

Antwort: Nach 19. …Ke8, 20. Dxa8+ Dd8, 21. Dxd8+ Kxd8, 22. Tg7 hier gibt die schwarze Figur auf.

9 . 25. Txh6+ Kxh6, 26. Td3 Kh5, 27. Df7+   1 – 0

Antwort: Nach 26. Td3 Lc5+, 27. Kh1 Le3, 28. Txe3 De8, 29. Th3+ Dh5

30. Df7 g6, 31. Txh5+ gxh5, 32. Dxf6+ hier gibt die schwarze Figur auf.

10.

15. Lxd7+ Sxd7

16. Db8+ Sxb8

17. Td8#